难病奇方系列丛书（第四辑）

增液汤

总主编　巩昌镇　马晓北

编　著　王玉贤　巩昌靖

中国医药科技出版社

U0746478

内 容 提 要

　　本书为"难病奇方系列丛书"之一，重点介绍增液汤。内容分为三篇。上篇包括增液汤的释义、立方依据、组成、功用、衍生方及古今医家论述、现代理论研究等。中篇介绍临床应用，以疾病为纲，分系统归纳增液汤在临床中的应用及病案分析。下篇总结现代药理实验研究。本书内容丰富，体系清楚，简明实用，可供中医学习及研究者参考。

图书在版编目（CIP）数据

　　增液汤/王玉贤，巩昌靖编著 . —北京：中国医药科技出版社，2013.1

　　（难病奇方系列丛书 . 第 4 辑）

　　ISBN 978 - 7 - 5067 - 5772 - 0

　　Ⅰ . ①增… Ⅱ . ①王… ②巩… Ⅲ . ①增液汤 - 研究 Ⅳ . R286

　　中国版本图书馆 CIP 数据核字（2012）第 262806 号

美术编辑　　陈君杞

版式设计　　郭小平

出版　　中国医药科技出版社

地址　　北京市海淀区文慧园北路甲 22 号

邮编　　100082

电话　　发行：010 - 62227427　　邮购：010 - 62236938

网址　　www.cmstp.com

规格　　958×650mm $\frac{1}{16}$

印张　　10 $\frac{1}{4}$

字数　　151 千字

版次　　2013 年 1 月第 1 版

印次　　2023 年 5 月第 3 次印刷

印刷　　三河市百盛印装有限公司

经销　　全国各地新华书店

书号　　ISBN 978 - 7 - 5067 - 5772 - 0

定价　28.00 元

本社图书如存在印装质量问题请与本社联系调换

董继鹏	韩 曼	韩淑花	储 芹
路玉滨	薛 媛		

分册编著

酸枣仁汤	杜 辉	刘 伟
普济消毒饮	周庆兵	巩昌靖
三仁汤	罗良涛	刘 伟
当归四逆汤	韩 曼	巩昌靖
真武汤	林伟刚	巩昌镇
知柏地黄丸	李 楠	刘 伟
青蒿鳖甲汤	周劲草	姜 文
增液汤	王玉贤	巩昌靖
香砂六君子汤	黄 凤	刘 伟
镇肝熄风汤	唐 杰	姜 文
炙甘草汤	罗成贵	刘 伟
膈下逐瘀汤	王佳兴	刘 伟
生化汤	代媛媛	姜 文
甘露消毒丹	韩淑花	巩昌靖
四逆汤	高占华	巩昌靖
独活寄生汤	闵 妍	刘 伟
右归丸	王景尚	巩昌镇
当归芍药散	王建辉	张 硕
导赤散	王 福	巩昌靖

身痛逐瘀汤	刘 灿	刘 伟
失笑散	陈冰俊	姜 文
半夏泻心汤	董继鹏	刘 伟
左归丸	王国为	巩昌镇
通窍活血汤	余志勇	姜 文
苓桂术甘汤	李宏红	刘 伟
一贯煎	何 萍	巩昌靖
平胃散	韦 云	巩昌靖
少腹逐瘀汤	王莹莹	杨 莉
小建中汤	刘晓谦	姜 文
麻杏石甘汤	张 晨	刘 伟
仙方活命饮	高 杰	赵玉雪

《难病奇方系列丛书》第四辑

前　言

《难病奇方系列丛书》新的一辑——第四辑又和大家见面了。

中医药是中华文明的一份宝贵遗产。在这份遗产中，中药方剂是一串串夺目璀璨的明珠，而那些百炼千锤、结构严谨、疗效可靠的经典名方则更是奇珍异宝。

几千年来，经典方剂跨越时代，帮助中华民族健康生息、祛病延寿。它们并未因时代的变迁而消失，也未因社会的发展而萎谢，更未因西医学的创新而被抛弃。恰恰相反，它们应时而进，历久弥新。一代一代的学者丰富了经典方剂的理论内涵，一代一代的医生扩展了经典方剂的应用外延，面对西医学的飞速发展，经典方剂依然表现出无限的生命力和宽广的适用性。

今天，经典方剂又跨越空间，走向世界，帮助全人类防病治病。在加拿大的中医诊所里，摆满了张仲景的《四逆汤》《金匮肾气丸》，王清任的《血府逐瘀汤》《少腹逐瘀汤》。走进英国的中医诊所，到处可见宋代《局方》的《四物汤》和《四君子汤》，张介宾的《左归丸》和《右归丸》。在美国的近两万家针灸和中医诊所里，各种各样的中医经典方剂，如《小柴胡汤》《六味地黄丸》《补中益气汤》和《逍遥散》等等，都是针灸师、中医师的囊中宝物。经典方剂已经成为世界各国中医临床医生的良师益友。他们学习应用这些方剂，疗效彰显，福至病家。

中医方剂的走向世界，也进一步使中医方剂的研究走进了西方的研究机构。中医中药的研究在澳大利亚悉尼大学的中澳中医研究中心已经展开。在英国剑桥大学中医中药实验室里，樊台平教授带领的团队对传统中医复方情有独钟。特别值得一提的是，在美国耶鲁大学医学院的实验室里，郑永齐教授的研究团队把黄芩汤应用到治疗肝癌、胰腺癌、直肠癌等疾病上。这个团队在临床前试验、一期临床试验、二期临床试验、三期临床试验方面步步推进，并对用黄芩汤与传统化疗药物结合以降低化疗药物的毒副作用和提高临床效果进行了周密的研究。这些研究证实了黄芩汤的经典应用，拓广了黄芩汤的现代应用范围，用西医学方法为这一经典方剂填补了一个丰富的注脚。他们十多年的精心临床研究结果广泛发表在美国《临床肿瘤学杂志》《传统药物杂志》《色谱学杂志》《临床大肠癌杂志》《国际化疗生物学杂志》《抗癌研究杂志》《转译医学杂志》《生物医学进展》《胰腺杂志》和英国《医学基因组学杂志》等主流医学杂志上。有关黄芩汤的大幅报道甚至出现在美国最主流的报纸《华尔街日报》上。

中国医药科技出版社出版的这套《难病奇方系列丛书》，爬罗剔抉，补苴罅漏，广泛收集了经典方剂的实验研究成果与临床应用经验，是名方奇方的集大成者。

丛书迄今已经出版了三辑，共收四十三个经典方剂。每一经典方剂自成一册，内容包括理论研究、临床应用、实验研究三部分。理论研究部分探讨药方的组成、用法、功效、适应证、应用范围、组方原理及特点、古今医家评述、方剂的现代理论研究。临床应用部分重点介绍现代科学研究者对该方的系统性临床观察以及大量临床医家的医案病例和经验总结。实验研究部分探讨方剂中的每一味中药的现代药理作用，并以此为基础研究该方治疗各系统疾病的作用机制。

沿着同一思路，《难病奇方系列丛书》第四辑继续挖掘先贤始创而在现代临床上仍被广泛使用的经典方剂，并汇有大量临床经验和最新研究成果，以飨中医临床医生、中医研究者、中医学生以及所有的中医爱好者。

美国中医学院儒医研究所

巩昌镇 博士

2012 年秋于美国

上篇　理论研究

中篇　临床应用

目

录

上 篇

理论研究

第一章

增液汤方概述

增液汤出自吴瑭所著的《温病条辨》，是一首咸寒苦甘同用，增水行舟以治疗阳明温病阴亏液涸、不大便的方剂。本方为治疗津亏肠燥所致大便秘结之常用方，又是治疗多种内伤阴虚液亏病证的基础方，广泛应用于内、外、妇、儿、五官科及其他阴虚液亏的病证。

第一节　增液汤方名释义

本方名为"增液汤"，顾名思义，增水行舟之方也。方中重用玄参，苦咸而凉，滋阴润燥，壮水制火，启肾水以滋肠燥，为君药。细生地甘苦而寒，清热养阴，壮水生津，以增玄参滋阴润燥之力；又肺与大肠相表里，故用甘寒之麦冬，滋养肺胃阴津以润肠燥，共为臣药。三药合用，养阴增液，以补药之体为泻药之用，使肠燥得润、大便得下，故名之曰"增液汤"。

第二节　增液汤立方依据

热病阴亏液涸不大便，即《温病条辨》所谓"水不足以行舟，而结粪不下者"，当增水行舟。本方所治大便秘结为热病耗损津液，阴亏液涸，不能濡润大肠，"无水舟停"所致。津液亏乏，不能上承，则口渴；舌干红，脉细数为阴虚内热之象；脉沉而无力者，主里主虚之候。治宜增液润燥通便。故以玄参咸寒润下为君，伍以麦冬之甘寒滋润，细生地之滋阴壮水，三药均属质润多汁之品，合用共奏滋阴清热、润燥通便之功。

第三节　增液汤的组成和方义分析

增液汤由玄参、麦冬、细生地组成，是一首咸寒苦甘同用的方剂。主要用于阳明温病，津液不足，大便秘结，或下之后二、三日，下证复现，脉沉无力者。

本方所治之大便秘结为热病耗损津液，阴亏液涸，不能濡润大肠，

"无水舟停"所致。津液亏乏，不能上承，则口渴；舌干红，脉细数为阴虚内热之象；脉沉而无力者，主里主虚之候。治宜增液润燥。吴塘说"阳明温病，无上焦证，数日不大便，当下之，若其人阴素虚，不可行承气者，增液汤主之。"方中重用玄参，苦咸而凉，滋阴润燥，壮水制火，启肾水以滋肠燥，为君药。细生地甘苦而寒，清热养阴，壮水生津，以增玄参滋阴润燥之力；又肺与大肠相表里，故用甘寒之麦冬，滋养肺胃阴津以润肠燥，共为臣药。三药合用，养阴增液，以补药之体为泻药之用，使肠燥得润、大便得下，故名之曰"增液汤"。本方咸寒苦甘同用，旨在增水行舟，非属攻下，欲使其通便，必须重用。若服后不大便者，尚需再服，或加大黄、芒硝服之。故吴氏又说："服增液汤已，若大便不下者，合调胃承气汤微和之"。总之，本方乃滋阴润燥之剂，只适用于液干多而热结少者。

本方用玄参养阴增液而利咽、解毒；麦门冬养阴生津而清肺胃；生地黄养阴凉血、清热润肠。三味协力，共成养阴生津、清热解渴的基础方。原书《温病条辨》专用于外感热病，津液受劫，口渴引饮，舌红绛而干燥者，取其养阴生津解渴之功。若遇温病后期，阴伤津液不足，而肠燥便秘者，用以养阴生津，则有润肠通便之效，此为"增水行舟"之法。先服此方二三剂以增加津液，若再不下者，可加大黄、芒硝，为增液承气汤。后世临床扩大了应用范围，如对阴虚咽痛，以及白喉等病见舌红口干者，用之多效；温病邪热入于营血，发为斑疹者，可配合犀角地黄汤同用；内伤杂病如消渴、久咳见舌红、口干，津液不足者，亦可选用。

第四节　增液汤功用与适应证

一、增液汤各组成中药功效与主治分析

增液汤由玄参、麦冬、细生地组成。

（一）玄参

出处《神农本草经》。别名玄参、浙玄参、黑参、乌玄参重台，鬼藏，正马，鹿肠，玄台，逐马，馥草，黑参，野脂麻等。

[性味归经] 味苦、甘、咸，寒。归肺、胃、肾经。

[功效主治] 清热凉血，滋阴解毒。本品苦甘咸寒而质润，功能清热凉血，养阴润燥，泻火解毒。治温病热入营分，身热夜甚、心烦口渴、舌绛脉数，常配生地、麦冬同用，如清营汤；治温病邪陷心包，神

昏谵语，多与麦冬、连翘心等同用，如清宫汤；若温热病气血两燔，发斑发疹，常与石膏、知母同用，如化斑汤。本品咸寒，有清热凉血，解毒散结，利咽消肿之功。治外感温毒，热毒壅盛之咽喉肿痛，大头瘟疫，常与薄荷、连翘、板蓝根等同用，如普济消毒饮。治阴虚火旺的咽喉肿痛，可与麦冬、桔梗、甘草同用，如玄麦甘桔汤。治痰火郁结之瘰疬痰核，多与贝母、生牡蛎同用，如消瘰丸。用治疮疡肿毒，多配银花、连翘、紫花地丁等同用。若配银花、甘草、当归，可治脱疽，如四妙勇安汤。

此外，本品配百合、地黄、川贝母等同用，治劳嗽咳血；配地骨皮、银柴胡、丹皮等同用，治骨蒸劳热；与麦冬、五味子、枸杞子等同用，还可治内热消渴。皆取清热凉血、滋阴润燥之效。

[各家论述]《神农本草经》：主腹中寒热积聚，妇人产褥余疾，补肾气，令人目明。

《别录》：下水，止消渴，散颈下核，痈肿。

《别录》：生暴中风，伤寒身热，支满狂邪，忽忽不知人，温疟洒洒，血瘕下寒血，除胸中气，下水，止烦渴，散颈下核、痈肿、心腹痛、坚症，定五藏。

《药性论》：能治暴结热，主热风头痛，伤寒劳复，散瘤瘿瘰疬。

《日华子本草》：治头风热毒游风，补虚劳损，心惊烦躁，劣乏骨蒸，传尸邪气，止健忘，消肿毒。

《医学启源》：治心懊憹烦而不得眠，心神颠倒欲绝，血滞小便不利。

张元素：玄参，乃枢机之剂，管领诸气上下，肃清而不浊，风药中多用之。故《活人书》玄参升麻汤，治汗下吐后毒不散，则知为肃清枢机之剂。以此论之，治空中氤氲之气，无根之火，以玄参为圣药。

《本草品汇精要》：消咽喉之肿，泻无根之火。

《本草纲目》：滋阴降火，解斑毒，利咽喉，通小便血滞。

《本草纲目》：肾水受伤，真阴失守，孤阳无根，发为火病，法宜壮水以制火，故玄参与地黄同功。其消瘰疬亦是散火，刘守真言结核是火病。

《本草正》：玄参，此物味苦而甘，苦能清火，甘能滋阴，以其味甘，故降性亦缓。《本草》言其惟入肾经，而不知其尤走肺脏，故能退无根浮游之火，散周身痰结热痈。

《药品化义》：戴人谓肾本寒，虚则热。如纵欲耗精，真阴亏损，致虚火上炎，以玄参滋阴抑火。凡头疼、热毒、耳鸣、咽痛、喉风、瘰痨、伤寒阳毒、心下懊恼，皆无根浮游之火为患，此有清上澈下之功。凡治肾虚，大有分别，肾之经虚则寒而湿，宜温补之；肾之脏虚则热而燥，宜凉补之；独此凉润滋肾，功胜知、柏，特为肾脏君药。

《玉楸药解》：玄参，清金补水，凡疮疡热痛，胸膈燥渴，溲便红涩，膀胱癃闭之证俱善。清肺与陈皮、杏仁同服，利水合茯苓、泽泻同服。

《本草正义》：玄参，禀至阴之性，专主热病，味苦则泄降下行，故能治脏腑热结等证。味又辛而微咸，故直走血分而通血瘀。亦能外行于经隧，而消散热结之痈肿。寒而不峻，润而不腻，性情与知、柏、生地近似，而较为和缓，流弊差轻。玄参赋禀阴寒，能退邪热，而究非滋益之品。《别录》所称补虚益精等辞，已觉言之过甚，乃《日华》竟称其补劳损，而景岳直谓其甘能滋阴，濒湖且谓与地黄同功，俗医遂用之于阴虚劳怯，则无根之火岂宜迎头直折，速其熄灭？且当时并不显见其害，甚且浮游之火受其遏抑，而咳呛等证，亦或少少见瘥，昧者方且归功于滋阴降火，而不知一线生阳，已渐消灭，从此不可救疗矣。此阴柔之害，与肆用知、柏者相等，则滋阴二字误之也。疗胸膈心肺热邪，清膀胱肝肾热结。疗风热之咽痛，泄肝阳之目赤，止自汗盗汗，治吐血衄血。

《医学衷中参西录》：玄参，味甘微苦，性凉多液，原为清补肾经之药。又能入肺以清肺家烁热，解毒消火，最宜于肺病结核，肺热咳嗽。《本经》谓其治产乳余疾，因其性凉而不寒，又善滋阴，且兼有补性，故产后血虚生热及产后寒温诸症，热入阳明者，用之最宜。愚生平治产后外感实热，其重者用白虎加人参汤，以玄参代方中知母，其轻者用拙拟滋阴清胃汤（玄参两半，当归三钱，生杭芍四钱，茅根三钱，甘草钱半）亦可治愈。诚以产后忌用凉药，而既有外感实热，又不得不以凉药清之，惟石膏与玄参，《本经》皆明载治产乳，故敢放胆用之。然石膏又必加人参以铺之，又不敢与知母并用。至滋阴清胃汤中重用玄参，亦必以四物汤中归、芍辅之，此所谓小心放胆并行不悖也。《本经》又谓玄参能明目，诚以肝窍于目，玄参能益水以滋肝木，故能明目。且目之所以能视者，在瞳子中神水充足，神水固肾之精华外现者也，以玄参与柏实、枸杞并用，以治肝肾虚而生热，视物不了了者，恒有捷效也。又外感大热已退，其人真阴亏损，舌干无津，胃液消耗，口苦懒食者，愚恒用玄参两许，加潞党参二、三钱，连服数剂自愈。《本经》：主腹中寒热积聚，女子产乳余疾，补肾气，令人明目。

（二）麦冬

出自《神农本草经》。别名麦门冬、沿阶草，处方名有麦门冬、麦冬、杭麦冬、浙麦冬、寸冬、寸麦冬、炙麦冬、朱麦冬、朱寸冬、辰麦冬、辰寸冬、鲜麦冬、朱砂拌麦门冬等。

[性味归经] 性甘、微苦，微寒。归心、肺、胃经。

[功效主治] 养阴清肺、益胃生津、清心除烦。本品能养阴、清热、润燥，治燥咳痰黏，咽干鼻燥，常与桑叶杏仁、阿胶等配伍，如清燥救肺汤；治劳热咳嗽，常配天冬，如《张氏医通》二冬膏。本品能益胃生津，润燥。治热伤胃阴的口渴，常配玉竹、沙参等，如益胃汤；治热病津伤，肠燥便秘，常与玄参、生地黄配伍，如《温病条辨》增液汤。本品也能养阴清心，除烦安神，治阴虚有热的心烦不眠，常与生地黄、酸枣仁等同用，如天王补心丹。治邪扰心营，身热烦躁，舌绛而干等，常配黄连、生地黄、竹叶心等同用，如清营汤。

[各家论述]《吴普本草》：麦门冬，生山谷肥地，叶如韭，肥泽丛主，采无时。实青黄。

《别录》："麦门冬，叶如韭，冬夏长生，生函谷川谷及堤坂肥土石间久废处。二月、三月、八月、十月采，阴干"、"疗虚劳客热，口干燥渴，……保神，定肺气，安五脏。"

陶弘景：函谷即秦关，而麦门冬异于羊韭之名矣，处处有，以四月采。冬月作实如青珠，根似穬麦，故谓麦门冬，以肥大者为好。

《本草拾遗》："麦门冬，出江宁，小润；出新安，大白。其大者苗如鹿葱，小者如韭菜。大小有四种，功用相似，其子圆碧"、"去心烦，止烦热"。

《本草图经》：麦门冬，今所在有之。叶青似莎草，长及尺余，四季不雕，根黄白色，有须根，作连珠形，四月开淡红花，如红蓼花，实碧而圆如珠。

《本草纲目》：麦门冬，古人惟用野生者，后世所用多是种莳而成。其法四月初采根，于黑壤肥沙地栽之，每年六月、九月、十一月三次上粪及芸灌，夏至前一日取根洗晒收之。其子亦可种，但成迟尔。浙中来者甚良，其叶似韭而多纵文，且坚韧为异。

《增订伪药条辨》：按麦门冬，出杭州笕桥者，色白有神，体软性糯，细长皮光洁，心细味甜为最佳。安徽宁国、七宝，浙江余姚出者，名花园子，肥短体重，心粗，色白带黄，略次，近时市用，以此种最多。四川出者，色呆白短实，质重性粳，亦次。湖南衡州、耒阳县等处亦出，名采阳子，中匀，形似川子，亦不道地。大者曰提青，中者曰青提，小者曰苏大、曰超级大等名目，以枝头分大小耳。

（三）细生地

别名地黄、酒壶花、怀庆地黄。

[性味归经] 性味甘、苦，寒。归心、肝、肾经。

[功效主治] 清热解毒，养阴生津。本品甘寒滋润，苦寒清热，入营分、血分，为清热凉血养阴生津之要药。治温热病热入营血，壮热神昏，口干舌绛，常与玄参等同用，如清营汤。治温病后期，余热未尽，阴液已伤，夜热早凉，舌红脉数者，常与鳖甲，青蒿、知母等同用，如青蒿鳖甲汤。本品清热泻火，凉血止血。治血热吐衄、便血崩漏，常与鲜荷叶、生艾叶、生侧柏叶同用，如四生丸；治温热病热入营血，血热毒盛，吐血衄血，斑疹紫黑，常与赤芍、丹皮同用。本品甘寒，清热养阴，生津止渴。治内热消渴，常与山药，生黄芪、猪胰子同用，如滋膵饮；治温病伤阴，肠燥便秘，可与玄参、麦冬同用，如增液汤。

本方中注明所用者为细生地，亦即日常所谓之生地黄，而鲜地黄亦被称为地黄，二者在性味与归经略有区别：鲜地黄甘、苦，寒。归心、肝、肾经；生地黄甘，寒。归心、肝、肾经。在功能与主治上，鲜地黄清热生津，凉血，止血。用于热病伤阴，舌绛烦渴，发斑发疹，吐血，衄血，咽喉肿痛。生地黄清热凉血，养阴，生津。用于热病舌绛烦渴，阴虚内热，骨蒸劳热，内热消渴，吐血，衄血，发斑发疹。

[各家论述]《神农本草经》：味甘，寒。主治折跌，绝筋，伤中，逐血痹，填骨髓，长肌肉。作汤除寒热积聚，除痹。生者尤良。

《药性论》：君。能补虚损，温中下气，通血脉。治产后腹痛，主吐血不止。又云生地黄，味甘，平，无毒。解诸热，破血，通利月水闭绝。不利水道，捣薄心腹，能消瘀血。患者虚而多热，加而用之。

《日华子本草》：干地黄，助心胆气，安魂定魄，治惊悸，劳劣心肺损，吐血鼻衄，妇人崩中血运，助筋骨，长志。日干者，平，火干者，温。

《本草图经》：《海上方》：治一切心痛，无问新久。以生地一味，随人所食多少，捣绞取汁，搜面作饪或冷淘食，良久当利出虫，长一虫许，头似壁宫，后不复患矣。昔有人患此病二年，深以为恨，临终戒其家人，吾死后当剖去病本。从其言果得出，置子竹节中，因食地黄饪亦与之，随即坏烂。由此得方。刘禹锡《传信方》孔其高：贞元十年，过高舍人崔抗女，患心痛垂绝，遂作地黄冷淘食，使吐一物，可方寸匕，状如蛤蟆，无足目，似有口，遂愈。

《本草衍义》：凉血补血，补益肾水真阴不足。此药大寒，宜斟酌用之，多服恐伤人胃气。

《药性赋》：味甘、苦，性寒，无毒。沉也，阴也。其用有四：凉心火之血热，泻脾土之湿热，止鼻中之衄热，除五心之烦热。

《汤液本草》：气寒，味苦，阴中之阳。甘苦大寒，无毒。入手太阳经、少阴经之剂。

《珍珠囊》云："生血，凉血，补肾水真阴。"

《本草衍义补遗》：生地黄大寒，治妇人崩中血不止及产后血上薄心闷绝，胎动下血，胎不落，坠折伤、瘀血、衄血、吐血，皆可捣饮之。患者虚而多热者勿用，慎之！

《本草发挥》：洁古云：生地黄性寒，味苦。凉血补血，补肾水真阴不足，治少阴心热在内。此药大寒，宜斟酌用之，恐损胃气。

《主治秘诀》云：性寒，味苦，气薄味厚，沉而降，阴也。其用有三：凉血，一也；除皮肤燥，二也；去诸湿涩，三也。又云：阴中微阳，酒浸上行。

《本草纲目》：《本经》所谓干地黄者，乃阴干，日干，火干者，故又云生者尤良。《别录》复云生地黄者，乃新掘鲜者，故其性大寒。其熟地黄乃后人复蒸晒者。诸家本草皆指干地为熟地，虽主治证同，而凉血补血之功稍异。

二、增液汤成方功效与适应证

增液汤功能增液润燥，是一首增水行舟的代表方剂。主要治疗阳明温病，津亏便秘证而见大便秘结，口渴，舌干红，脉细数或沉而无力者。本方为治疗热病伤阴，津亏肠燥所致大便秘结之证。临床应用以便秘，口渴，舌干红，脉细数或沉而无力为辨证要点。由于本方功擅养阴润燥，故又常用于多种内伤阴虚之证。本方证是由热病津伤阴液，津枯肠燥所致。吴鞠通说："温病之不大便，不出热结液干二者之外。其偏于阳邪炽盛，热结之实证，则从承气法矣；其偏于阴亏液耗之半虚半实证，则不可混施承气，故以此方代之。独取玄参为君者，玄参味苦咸微寒，壮水制火，通二便，启肾水上潮于天，其能治液干，固不待言，本经称其主治腹中寒热积聚，其并能解热结可知。麦冬主治心腹结气，伤中伤饱，胃络脉绝，羸瘦短气，亦系能补能润能通之品，故以为之佐。生地亦主寒热积聚，逐血痹，用细者，取其补而不腻，兼能走络也。三者合用，作增水行舟之计，故汤名增液，但非重用不为功。"

　　玄参咸寒，清热养阴，麦冬、生地黄甘寒，滋阴润燥，三药相合有清热养阴，生津润燥通便之效。存阴救津是《温病条辨》的中心思想，吴瑭曾说"存得一分津液，便有一分生机"。故在治疗外感热病过程中，保津液显得非常重要。一是清热以保津，本方与清气泄热的石膏、知母同用，治疗气营（血）两燔证（即玉女煎去牛膝熟地加细生地玄参方）。若与清营凉血解毒的犀角、黄连、丹参同用，治疗热灼营阴，心神被扰的营分证（即清营汤）。二是攻下以存津，吴氏认为对偏于阴亏液涸而不大便者，应采用增水行舟法，立增液汤及增液承气汤；对正虚不运药者，用新加黄龙汤；还有治下后，热不退，或退不尽者，用护胃承气汤。[1]

　　增液汤一方，以补药之体，作泻药之用，既可攻实，又可防虚，方中三药本是养阴要药，惜有滑泄之弊，但用于液少便秘者，此弊为利所用，可谓巧思妙想。邓铁涛教授有过这样的评价，谓"《条辨》在《伤寒论》的下法之外开辟了新的天地，以三承气汤为基础，结合温病的特点，发展了增液汤、增液承气汤、新加黄龙汤等，这正是温病学派在下法中提出的'无水舟停，滋水行舟'之理论与方法的得意之作"。[2]

　　在《温病条辨》中，有几处明确提到了增液汤的运用：中焦篇十一条"阳明温病，无上焦证，数日不大便，当下之，若其人阴素虚，不可行承气者，增液汤主之"，十五条"下后数日，热不退，或退不尽，口燥咽干，舌苔干黑，或金黄色，脉沉而有力者，护胃承气汤微和之；脉沉而弱者，增液汤主之"，十六条"阳明温病，下后二、三日，下证复现，脉下甚沉，或沉而无力，止可与增液，不可与承气"，十七条"阳明温病，下之不通，其证有五……津液不足，无水舟停者，间服增液，再不下者，增液承气汤主之"，三三条"阳明温病，下后脉静，身不热，舌上津回，十数日不大便，可与益胃、增液辈，断不可再与承气也。下后舌苔未尽退，口微渴，面微赤，脉微数，身微热，日浅者，亦与增液辈"。

　　生地、玄参、麦冬三药质润而多汁，生地、玄参滋心肝肾之阴，麦冬滋肺胃之阴，合用共同补益五脏阴津。虽然吴鞠通在《温病条辨》中将本方运用于治疗中焦阳明温病，但依中医整体观念与辨证论治究之，邪之所感，随处可传，在温病的辨证中不可将上、中、下三焦的病变截然划分，病机有时相互交错，增液汤滋阴清热凉血，增液润燥，应对全身阴液不足均有治疗作用。因此后世医家将其广泛的运用于治疗全身性的阴液亏虚证，如干燥综合征、慢性咽炎、阴虚发热等病，而非限于治疗阴液亏虚之肠燥便秘。

在现代运用中，可用于感冒（秋燥、阴虚感冒）（加桑叶、豆豉、杏仁、桔梗、玉竹）、麻疹（消退期－肺胃津伤）（加桑白皮、地骨皮、竹叶、杏仁）、脊髓灰质炎（瘫痪期－气阴不足）（加黄芪、牛膝、桑枝、丝瓜络）、流行性腮腺炎（热度内结）（加石膏、黄芩、板蓝根、蒲公英）、猩红热（肺胃阴虚）（加沙参、桔梗、银花、板蓝根）、百日咳（恢复期－肺阴耗伤）（加杏仁、枇杷叶、地骨皮、百部）、支气管炎（肺阴不足）（加马兜铃、紫菀、枇杷叶、杏仁）、胸膜炎（结核性胸水－水热伤阴）（加葶苈子、大枣、桑白皮、地骨皮）、支气管扩张（气阴两亏）（加太子参、丹皮、杏仁、枇杷叶）、肺结核（阴虚火旺）（加百部、地骨皮、杏仁、枇杷叶）、慢性鼻炎（阴津亏虚）（加辛夷、银花、丹皮、赤芍）、慢性咽喉炎（阴虚火旺）（加蝉衣、诃子肉、玉蝴蝶、板蓝根）、急性扁桃体炎（热毒壅盛）（加石膏、板蓝根、蒲公英、山豆根）、齿龈痛（阴虚火旺）（加石膏、怀牛膝、细辛）、淋巴结炎（热毒炽盛）（加海藻、昆布、黄芩、浙贝、山甲）、胃十二指肠溃疡（胃阴不足）（加石斛、沙参、厚朴、竹叶、火麻仁）、病毒性肝炎（肝阴亏虚）（加丹参、赤芍、茵陈、黄柏、栀子）、慢性结肠炎（肝旺脾虚）（加防风、白芍、白术、陈皮、厚朴）、习惯性便秘（津液不足）（加白芍、当归、苁蓉、枸杞、火麻仁）、冠心病（心阴不足）（加柏子仁、丹参、赤芍、五味子）、风湿性心脏病（心阴亏损）（加丹参、三七、柏子仁、炙甘草、五味子）、肺源性心脏病（气阴两虚）（加太子参、罗汉果、杏仁、川贝母）、高血压病（肾阴亏虚）（加天麻、钩藤、丹皮、山萸肉、知母）、糖尿病（肺胃燥热）（加石膏、知母、玉竹、花粉、石斛）、甲状腺功能亢进（心肝阴虚）（加柏子仁、白芍、浙贝、穿山甲）、过敏性紫癜（阴虚火旺）（加丹皮、茜草、墨旱莲、茅根、紫草）、红斑狼疮（阴血亏虚）（加丹皮、地骨皮、赤芍、紫草、茜草）、围绝经期综合征（心肾不交）（加柏子仁、丹参、山萸肉、牛膝、五味子）、功能性子宫出血（肝肾阴虚）（加龙牡、山萸肉、白芍、牛膝、茜草）、闭经（阴虚内热）（加当归、丹皮、赤芍、益母草）。[3]

第五节　增液汤源流发展

吴氏创增液汤，是受到吴又可承气养营汤法的启迪的。吴有性《温疫论》"数下亡阴"指出："下证以邪未尽，不得已而数下之，间有两目加涩、舌反枯干、津不到咽、唇口燥裂，缘其人所秉阳脏，素多火而阴亏，今重亡津液，宜清燥养荣汤。设热渴未除，里证仍在，宜承气养荣汤。"承气养荣汤组成为：知母、当归、芍药、生地、大黄、枳实、厚朴。加生姜煎服。此方用知母、当归、芍药、生地滋阴养血、清热生津，用大黄、枳实、厚朴，即小承气汤通下热结。增液汤即是仿此方而制定的。

　　吴鞠通认为，阳明温病，无上焦证，已经好几日无大便的，应当用攻下方进行治疗。如果患者阴液素亏，不能用承气汤攻下的，就应当用来养阴润肠，以达到通便的目的。因此，创制增液汤，并认为："此方……妙在寓泻于补，以补药之体……，无不应手而效。"阳明病包括胃肠热结阳明，伤阴耗液以致大便秘结，须分虚实治疗。若偏于热邪炽盛，腑实壅结之实证，当用承气汤以急下存阴；但是，如果偏于阴亏液耗，液涸肠燥，传导失司，即所谓"液干多而热结少"，水不足以行舟，而结粪不下者，若用承气汤攻下，则攻伐有过，有误下亡阴的危险。只有滋养阴液以润燥为主，才是正确的治法。本方证治，原书喻为"无水舟停"，故数日不大便；津液亏乏，以致口渴，舌干红；脉细微数，为阴虚内热之象，或沉而无力，为里虚之故。并指出本方非重用不为攻，"不便，再作服"，多说明了本病津伤的严重和"存得一分津液，便有一分生机"的意义。然毕竟为增水行舟之剂，滋阴增液有余，而泻下不足。若服本方大便仍不通者，是津液不足且燥结已甚，可酌加大黄、芒硝，滋阴攻下，是为增液承气汤之属。

第六节　增液汤衍生方

一、增液承气汤

[方源]《温病条辨》中焦篇。

[组成]玄参一两（30g），麦冬（连心）、细生地各八钱（各25g），大黄三钱（9g），芒硝一钱五分（5g）。

[用法]水煎，芒硝溶服。

[主治]阳明温病，热结阴亏，大便秘结，口干唇燥，舌苔薄患而干，脉细数。

二、玉女煎去牛膝熟地加细生地玄参方

[方源]《温病条辨》上焦篇。

[组成]生石膏一两（30g），知母四钱（12g），玄参四钱（12g），细生地六钱（18g），麦冬六钱（18g）。

[用法]水八杯，煮取三杯，分二次服，渣再煮一钟服。

[主治]春温、秋燥，壮热口渴，烦躁不宁，苔黄舌绛，或肌肤发

斑，甚或吐血衄血，属气血两燔者。

三、清营汤

[方源]《温病条辨》上焦篇。

[组成] 犀角（水牛角代）三钱（30g），生地黄五钱（15g），玄参三钱（9g），竹叶心一钱（3g），麦冬三钱（9g），丹参二钱（6g），黄连一钱五分（5g），银花三钱（9g），连翘（连心用）二钱（6g）。

[用法] 上药，水八杯，煮取三杯，日三服（现代用法：作汤剂，水牛角镑片先煎，后下余药）。

[主治] 热入营分证。身热夜甚，神烦少寐，时有谵语，目常喜开或喜闭，口渴或不渴，斑疹隐隐，脉细数，舌绛而干（本方常用于乙型脑炎、流行性脑脊髓膜炎、败血症、肠伤寒或其他热性病证属热入营分者）。

四、清燥汤

[方源]《温病条辨》中焦篇。

[组成] 麦冬五钱（15g），知母二钱（6g），人中黄一钱五分（5g），细生地五钱（15g），玄参三钱（9g）

[用法] 水八杯，煮取三杯。分三次服。

[主治] 阳明温病下后无汗，脉下浮而数者。

[加减] 咳嗽胶痰，加沙参三钱，桑叶一钱五分，梨汁半酒杯，牡蛎三钱，牛蒡子三钱。

五、护胃承气汤

[方源]《温病条辨》中焦篇。

[组成] 生大黄三钱（9g），玄参三钱（9g），细生地三钱（9g），丹皮二钱（6g），知母二钱（6g），麦冬连心，三钱（9g）。

[用法] 水五杯，煮取二杯，先服一杯，得结粪，止后服，不便，再服。

[主治] 阳明温病下后数日，热不退，或退不尽，口燥咽干，舌苔干黑，或金黄色，脉沉而有力者。

六、冬地三黄汤

[方源]《温病条辨》中焦篇。

[组成] 麦冬八钱（24g），黄连一钱（3g），苇根汁半酒杯

（100ml，冲），玄参四钱（12g），黄柏一钱（3g），银花露半酒杯（100ml，冲），细生地四钱（12g），黄芩一钱（3g），生甘草三钱（9g）。

［用法］水八杯，煮取三杯，分三次服，以小便得利为度。

［主治］阳明温病，无汗，实证未剧，不可下，小便不利者。

七、新加黄龙汤

［方源］《温病条辨》中焦篇。

［组成］细生地五钱，生甘草二钱，人参一钱五分（另煎），生大黄三钱，芒硝一钱，玄参五钱，麦冬（连心）五钱，当归一钱五分，海参（洗）二条，姜汁六匙。

［用法］水八杯，煮取三杯。先用一杯，冲参汁五分、姜汁二匙，顿服之，如腹中有响声，或转矢气者，为欲便也；候一、二时不便，再如前法服一杯；候二十四刻，不便，再加服第三杯；如服一杯，即得便，止后服，酌服益胃汤一剂（益胃汤见前），余参或可加入。

［主治］阳明温病，应下失下，正虚不能运药者。

第二章
历代医家对增液汤的论述

增液汤为清代著名的温病学家吴鞠通创立，主要用于因"津液不足，无水舟停"及"热结液干"所致的"温病之不大便"，以玄参、麦冬、细生地3味药重剂合方，名增液汤，作增液行舟之计。其后之医家多有阐发，可谓仁智互见。

吴瑭：此方所以代吴又可承气养荣汤法也。妙在寓泻于补，以补药之体。作泻药之用，既可攻实，又可防虚。余治体虚之温病，与前医误伤津液，不大便，半虚半实之证，专以此法救之，无不应手而效。

温病之不大便，不出热结、液干二者之外。其偏于阳邪炽甚热结之实证，则从承气法矣；其偏于阴亏液涸之半虚半实证，则不可混施承气，故以此法代之。独取玄参为君者，玄参味苦咸微寒，壮水制火，通二便，启肾水上潮于天，其能治液干，固不待言，《本经》称其主治腹中寒热积聚，其并能解热结可知。麦冬主治心腹结气，伤中伤饱，胃络脉绝，羸瘦短气，亦系能补能润能通之品，故以为之佐。生地亦主寒热积聚，逐血痹，用细者，取其补而不腻，兼能走络也。三者合用，作增水行舟之计，故汤名增液，但非重用不为功。

本论于阳明下证，峙立三法：热结液干之大实证，则用大承气；偏于热结而液不干者，旁流是也，则用调胃承气；偏于液干多而热结少者，则用增液，所以回护其虚，务存津液之心法也。

其因阳明太热，津液枯燥，水不足以行舟，而结粪不下者，非增液不可。服增液两剂，法当自下，其或脏燥太甚之人，竟有不下者，则以增液合调胃承气汤缓缓与服，约二时服半杯沃之，此一腑中气血合治法也。（《温病条辨》）

张秉成：夫大便闭结一证，有虚有实。其实者，或热积于中，或寒结于内，有寒下、温下之法，固当详察。至其虚者，或因气馁，或因津枯。气馁者，宜用辛温补运，以助其传送；其津枯者，非甘寒养阴、增水行舟之法，何以使肠中坚结之浊，顺流而下。此方妙在寓泻与补，以补药之体，作泻药之用，既可攻实，又可防虚。玄参味苦咸微寒，壮水制火通二便，启肾水上潮于天，其能治液涸，固不待言，《本经》称其主治腹中寒热积聚，又能解热结可知。麦冬、生地补肺阴，壮肾水，使金水相生，津自充而肠自润，热邪自解，闭结自通矣。(《成方便读》)

李飞：本方并无泻下之力，而是通过滋阴清热，增液润燥，间接起到通便之效，因此，临床使用本方，用药剂量应大，非重用不为功。如服此方仍未便通者，表明肠燥太甚，病重药轻，宜改用增液承气汤。(《中医历代方论精选》)

德学慈认为增液汤的应用其意有三：一则育肾阴且防邪深入，一则清营凉血而散血，一则甘苦合化阴气。[4]

第三章

增液汤现代理论研究进展

第一节 增液汤与增水行舟

《中医方剂问题》指出：所谓"增水行舟"，是指以滋阴生津药物，滑润肠道，使热结液枯的粪便得以自下，犹如水涨则船自行故名。它适用于津液不足的大便秘结证。增液汤就是此法的代表方剂。

《历代名医良方注释》："温病热结阴亏，燥屎不行者，下法宜慎。此乃津液不足，无水舟停，间服增液汤……即有增水行舟之效；再不下者，然后再与增液承气汤缓缓服之，增液通便，邪正兼顾。方中……合为滋阴增液，泄热通便之剂。"可见，历代名医也视增液汤为"无水舟停"证，"增水行舟之效"。[5]

在《温病条辨》中，吴鞠通将温病便秘的病机提纲挈领地概括为热结和液涸两类，衡量二者的轻重缓急，确立3种治法：对于热结液干之实证，用大承气汤；热结液不干而旁流者用调胃承气汤；若液涸多而热结少者，则用增液汤，此谓"无水舟停"，治当"增水行舟"。

增水行舟，就其目的而言，是增益人体的阴液，以恢复其功能的正常运转。增水者，即使增加津液、营阴和血液。行，是指人体正常功能的运行状态。舟，这里应该是指有形物质，如肠道中的积滞、血液中的血细胞等。在中医学中对肠道津液不足而引起大便不通者，有"无水舟停"之说；而对脉中津液不足所引起的血行不畅也可称之为"无水舟停"，其道理是一样的。可见"增水行舟"是指在温病因热结液枯所致诸症中，通过滋补阴液，濡润肠道或脉道，以使积粪得下，血行得畅。

吴氏制增液汤为"增水行舟"之剂，并指出阳明温病之不大便"其因阳明太热，津液枯燥，水不足以行舟，而结粪不下者，非增液不可"，"偏于液干多而热结少者，则用增液。"由此可知增液汤为"无水舟停"之津伤重而热结轻、"半虚半实"而"虚"重之证。用此方重在直接增补其液亏，使"水道溢而舟自行"。吴氏并解释曰"不可行承气"之告诫是因"其人阴素虚"，若用承气类荡涤肠胃，则津液愈耗，不仅燥结不下，反致便秘更甚。此时惟用增液汤三味甘寒柔润之品滋养阴液，方可滑润肠道，使热结液枯的粪便得以自下，犹如水涨则船行通畅，故称增液汤为"增水行舟之计"。

此外，近代也有人将增水行舟的概念运用在血脉中津液不足可引起血行不畅而致的血瘀治疗中。杨氏认为血脉中津液不足可引起血行不畅，也称之为"无水舟停"，且与其他形成瘀血的因素相互影响，指出养阴生津法治疗瘀血证的主要作用机制是滋补阴液、增水行血；养阴生津、消散血凝；濡润脉道、有利血行；滋养脏腑、调节血行。并将其作用概括为"养阴行血"，充分借鉴了"增水行舟"的思想。[6]

第二节　增液汤用量服法的相关问题

在增液汤的方论中，吴氏明确指出"三者合用，作增水行舟之计，故汤名增液，但非重用不为功"。吴氏为何如此提出呢？清代陈士铎在《本草新编》中更加形象："火炽，必须以水济之，苟不以汪洋之水，速为救援，水立尽矣。"

在服法上，原方后即注明口干则与饮，令尽，不便，再作服。

第三节　增液汤病机的问题

增液汤并非专为阳明燥结而设。有燥结者，当辨清热结与正气的关系，辨证运用。阳明温病，燥结肠腑的形成，或为温热之邪从上焦传入中焦，灼伤胃阴；或为阳明热结，下后热不退，热本耗阴，又下，更伤津液；或为阳明温病，应下失下，热邪久留，耗伤气阴，无水舟停，大便不下。若不大便以阴液耗伤为主，热结不甚，证见口燥咽干，脉沉而弱者，单用增液汤补阴液之不足，增水以行舟，使大便通，热随大便而去，如中焦第16条："阳明温病，下后二三日，下证复见，脉不甚沉，或沉而无力者，只可与增液汤，不可与承气"；若邪热炽盛，又阴液损伤，证见便秘，身热不退，口干，舌干黑，脉沉而有力者，用增液汤加清热泻火通便之药，如中焦第15条之护胃承气汤；如果热结奎实，正气大伤，又当于增液汤中配入大补气液之品，如中焦第17条之新加黄龙汤。

无燥结者，病有在气、在血之不同。病在气分，出现壮热，口大渴，大汗出，脉洪大者，则用清气之白虎汤；若阳明温病，但发热，口渴，无汗出，里无热结，证仍属气分。其无汗的形成，或由于误用汗下伤津，或热邪内炽耗阴，以致汗源不足。此时治疗要清热泻火，又要补津液之不足，于苦寒泻火药中加入增液汤，既能养阴清热，又能防苦寒伤阴，如中焦第 14 条之清燥汤，中焦第 29 条冬地三黄汤，均符合这一组方原理。温病在营血分阶段，未有不伤阴液者，故养阴在这一阶段的治疗中尤为重要。如中焦第 20 条："阳明温病，舌黄燥，肉色绛，不渴者，邪在血分，清营汤主之。"舌绛不渴知热入营血，热入营血必然会耗伤营阴。清营汤中银花、连翘、竹叶辛凉，犀角、丹参、黄连苦咸寒，与增液汤苦甘寒一起组成咸寒苦甘法，既清热凉血，又壮水制火，使热清阴复，诸证悉平。

第四节　增液汤化裁运用的问题

在临床运用中，有人提出应根据病机的不同，而分别去麦冬或生地或玄参不用。具体而言，即是邪机向外者，辛凉透邪，增液养阴，麦冬不用。在温病过程中，发斑疹不仅是温病的特殊临床表现，也是温热邪气欲外露，从外而解的病机转变。余师愚在《疫病篇·论治疫》中说："疹出于胃，火者疹之根，疹者火之苗，如欲其苗之外透，非滋其根何能助畅茂？"所以温病发斑疹的治疗，要以辛凉透邪、滋阴扶正为原则。滋阴必用增液汤，但麦冬不宜入药，不用麦冬者何也？《汤液本草》曰："麦冬，味甘，微苦，气平微寒，降也，阳中微阴也。"《本草便读》谓："麦冬能引肺气清肃下行，通调水道以归膀胱。"可知麦冬虽上焦手太阴肺药，但其作用趋势向下。与邪欲外露之病机相反，故用增液汤要去麦冬。[7]

而对于邪在上焦，逆传心包者，则用透热养阴之法，去生地不用。因温邪袭人，初起病在手太阴肺，如不及时治疗，极易逆传心包，产生神昏、谵语等严重病变。正如杨照黎所言："肺与心相连，故肺热最易入心。"这时营热扰心，有欲传心包之势，还不至于到痰热蒙蔽心包的程度，治疗一方面要用清膈中之热、领邪外出之剂，如银花、连翘之类；另一方面要注意养阴扶正，使邪不内传，用增液汤。此时配伍运用增液汤当去生地，因生地为中、下二焦药，去之以防引邪深入。《本草别录》[7]谓："生地，大寒，入脾、肾两经。"《医方集解》[8]资生方解谓："生地，可引心火下行。"如上焦第 16 条："太阴温病，不可发汗，发汗而汗不出者，必发斑疹，汗出过多者，必神昏谵语……神昏谵语，清宫汤主之。"上焦第 53 条所讲之心疟，是由肺疟始受，逆传心包络，其受邪浅者。其治疗也是用辛凉透邪之银花、连翘，加上养阴之玄参、麦冬而成。

此外，对于邪传下焦，伤及真阴，玄参不用。下焦篇涉及到配伍运用增液汤方药的条文达 20 余条，共有 6 首方剂，均为去玄参，仅以生地、麦冬入药。其去玄参的原因与下焦温病，热邪耗伤人体真阴的病理有关。对于下焦温病的治疗，当以大剂甘寒厚味之品填补真阴，犹如吴鞠通所言："凡温病在上焦业已虑其伤阴，况传至下焦乎？故用药纯取重镇厚味滋腻之品"。《神农本草经读》[9]谓："玄参清而带微补，味苦微寒，味苦又恐燥伤阴液，非同生地、麦冬、阿胶之甘寒厚味之品，是故不用。"[10]

第五节　增液汤的功效主治研究

　　增液汤全方药仅三味，生地、玄参、麦冬三药质润而多汁，生地、玄参滋心肝肾之阴，麦冬滋肺胃之阴，合用共同补益五脏阴津。吴鞠通在《温病条辨》中将本方运用于治疗中焦阳明温病津亏便秘，但依中医整体观念与辨证论治，在温病的辨证中不可将上、中、下三焦的病变截然划分，病机有时相互交错，增液汤滋阴清热凉血，增液润燥，对全身阴液不足均有治疗作用。

参考文献

［1］楼友根．试论温病方中"角药"的配伍应用．河南中医，2005，25（2）：64 - 65.

［2］邓铁涛．我对《温病条辨》的评价．浙江中医杂志，1982，17（6）：282.

［3］陈国源．增液汤临床应用．江西中医药，1995，增刊：142 - 143.

［4］德学慈．《温病条辨》中增液汤的应用．内蒙古中医药，2007，（1），34 - 35.

［5］杨丽．对增液汤、增液承气汤同属"增水行舟"之我见．中国中医基础医学杂志，2003，9（12）：26，38

［6］周晓平，郭海，刘涛．由增液汤谈"增水行舟"．河南中医，2007.27（2）.

［7］叶显纯，戴龙瑞，薛品贤，等．本草经典补遗．上海：上海中医药大学出版社，1997.

［8］汪昂著，鲁兆麟点校．医方集解．沈阳：辽宁科学技术出版社，1997.

［9］陈修园．神农本草经读．北京：人民卫生出版杜，1959.

［10］王礼凤，彭玉兰．增液汤在《温病条辨》方中的配伍运用特点探讨．江西中医药，2005，36（1）：55 - 56.

中 篇

临床应用

第一章

内 科 疾 病

本方常用于温热病津亏肠燥便秘，以及习惯性便秘、慢性咽喉炎、复发性口腔溃疡、糖尿病、皮肤干燥综合征、肛裂、慢性牙周炎等证属阴津不足者。

第一节 呼吸系统疾病

呼吸系统在人体的各个系统中与外环境接触最频繁，接触面积大，与外界相通，肺又是体内惟一接受全部心输出血量的器官，血流量也多，环境中的有害气体、粉尘、病原微生物及某些致敏原和血流中的致病因子易侵入肺内引起疾病。在以往，呼吸系统疾病中以感染性疾病居多，尤其是细菌性肺炎、肺结核病较常见。随着抗生素的普遍应用，感染性疾病得以被有效控制，而由于大气污染、吸烟和某些其他因素，慢性阻塞性肺疾病、肺癌、职业性肺疾病、慢性肺源性心脏病等的发病率和病死率则日趋增多。

呼吸系统与外界环境接触最频繁，环境中的有害因素常是诱发肺疾病的主要原因。呼吸系统疾病包括上、下呼吸道的急、慢性炎症，呼吸道变态反应性疾病，胸膜疾病，呼吸道异物，先天畸形，肺部肿瘤等。以痰、咳、喘、炎为其共同特点，而炎症则是疾病的起因，痰、咳、喘是继发的症状。引起呼吸系统疾病的因素很多，主要有：①大气污染和吸烟。呼吸系统疾病的增加与空气污染、吸烟密切相关。有资料证明，空气中烟尘或二氧化硫超过 $1000\,\mu g/m^3$ 时，慢性支气管炎急性发作显著增多；其他粉尘如二氧化碳、煤尘、棉尘等可刺激支气管黏膜、减损肺清除和自然防御功能，也为微生物入侵创造条件。②病原微生物感染。各种微生物皆可吸入呼吸道及肺部引起各种病害。其中以肺部感染最为常见，原发性感染以病毒感染最多见，最先出现于上呼吸道，随后可伴发细菌感染。③社会人口老龄化。呼吸系统疾病如慢阻肺、肺癌均随年龄的增加，其患病率亦随之上升；由于老年人机体免疫功能低下，且易引起吸入性肺炎，即使各种新抗生素相继问世，肺部感染仍居老年感染疾病之首位，常为引起死亡的直接因素。④吸入异性蛋白过敏原、尘粒、有害气体。吸入致敏源可引起外源性哮喘及外源性变应性肺泡炎；吸入水溶性高的二氧化硫、氯、氨等刺激性气体会发生急、慢性支气管炎和肺炎，而吸入低水溶性的氮氧化合物、硫酸二甲酯等气体，损害肺泡和肺毛细血管发生急性肺水肿。⑤其他因素。放射引起的放射性肺炎。

一、肺结核

肺结核是由结核杆菌引起的慢性肺部感染，咳嗽、胸痛、咳血、潮热、盗汗、消瘦、血沉加快为其主要临床特征。排菌患者为其重要的传染源。人体感染结核菌后不一定发病，当抵抗力降低或细胞介导的变态反应增高时，才可能引起临床发病。本病的基本病理特征为渗出、干酪样坏死及其他增殖性组织反应，可形成空洞。除少数起病急剧外，临床上多呈慢性过程。若能及时诊断，并予合理治疗，大多可获临床痊愈。本病属中医"肺痨"、"痨瘵"、"肺疳"等范畴。中医认为本病病位在肺，外因为感染痨虫，内因为正气虚弱，气血不足，阴精耗损所致。由于先天素质不强，酒色过度，重伤脾肾，耗损精血，大病久病后失于调治或生活贫困，营养不充均能导致气血不足，正气虚弱成为痨虫入侵和发病的条件。上述两种病因可以互为因果。痨虫是发病的因素，正虚是发病的基础，体虚感染痨虫是形成本病的关键。

【病案举例】

陶某某，女，30 岁，1975 年 5 月 21 日初诊。患肺结核已 8 年，去岁又患肋膜炎，近复吐血，面色苍白，气短乏力，咳吐稠黏液，手心热，面潮红，舌红少苔，脉弱。属肺胃阴虚，用麦门冬汤合增液汤加减。处方：麦门冬 15g，玄参、生地黄、党参、黄芪、白及各 9g，半夏6g，甘草 3g。每日 1 剂，水煎服。连服 5 剂后，吐血止，症状有显著好转。[1]

按：本例肺结核病，属肺胃阴虚，阴虚肺燥，肺络受损则见吐血；肺气亏虚着气不化津而见面色苍白气短乏力、咳吐稠黏痰；肺阴亏耗，阴虚者内热而见手心热，面潮红；舌红少苔脉弱正为肺气阴两虚之证。治宜养阴扶正，用麦门冬汤合增液汤以养阴生津；加白及润肺止血，复加参、芪以益气扶正，方药合拍，疗效显著。

二、放射性肺炎

放射性肺炎系由于肺癌、乳腺癌、食管癌、恶性淋巴瘤或胸部其他恶性肿瘤经放射治疗后，在放射野内的正常肺组织受到损伤而引起的炎症反应。轻者无症状，炎症可自行消散；重者肺脏发生广泛纤维化，导致呼吸功能损害，甚致呼吸衰竭。近年研究认为肺照射后，约75%的患者由于直接和间接因素损伤肺组织，从而导致有临床特征的放射性肺炎，影响患者的生活质量。

【临床运用】

宋氏选用120例经过放射治疗的非小细胞型肺癌患者，NSCLC)，年龄50~70岁，第一次接受X线常规分割放疗，放疗前及放疗期间均未接受化学治疗或其他免疫生物治疗。放疗的患者按随机对照原则分为两组，每组60例。A组为观察组，男33例，女25例，平均年龄（60.71±5.2）岁；B组为治疗组，男37例，女20例，平均年龄（60.81±5.7）岁。两组性别、平均年龄比较$P>0.05$，差异无统计学意义。治疗方法：120例患者全部进行放疗，照射野包括原发灶＋同侧肺门＋纵隔（按原发灶部位不同分为上纵隔或全纵隔）。A组接受单纯放疗。B组在放疗第1天开始加用加味增液汤150ml（生地12g，人参12g，麦冬12g，沙参12g），每日2次，上午9时，下午5时，疗程28日。全部患者从第15天开始口服泼尼松30mg，晚上9点顿服，连用28日后减量。每周检测及评价一次观察指标。结果：急性放射性肺炎发生率的比较：A组60例患者1例使用抗生素，1例用西药升高血细胞被淘汰出组，其余发生急性放射性肺炎30例（51.7%）；B组60例患者1例使用抗生素，1例死亡，1例中断治疗被淘汰出组，其余发生急性放射性肺炎25例（43.9%）。两组急性放射性肺炎发生率的比较$P>0.05$，差异无统计学意义。急性放射性肺炎等级评分比较：随着放疗时间的增加，两组急性放射性肺炎等级评分均呈上升趋势，即放疗时间越长，放疗反应越重，各个测量时点（每周）之间比较$P<0.05$，差异均有统计学意义。两组比较，接受相同的放疗剂量时B组（治疗组）较A组（观察组）明显降低急性放射性肺炎的分级，两组之间$P<0.05$，差异具有统计学意义。[2]

三、风温肺热病（急性肺炎）

风温肺热病是由于风热病邪犯肺，热壅肺气，肺失清肃所致，以发热、咳嗽、胸痛为主证。相当于急性肺部炎性病变。风温肺热病是中医内科临床较常见的病证，病因源自于风热或风温病邪，病变部位在胸肺血腑，病理特点是热毒血瘀。肺主气，为娇脏。温邪上受，首先犯肺。而肺朝百脉，脉为血之腑。温热毒邪不仅耗气，影响血液运行；也易伤津耗液，直接灼伤血液，使血液黏、聚、凝，从而导致气滞、热郁、阴伤、血瘀，毒邪随之蕴结，形成热毒血瘀的病理特点。

【临床运用】

邹氏应用增液汤配合血府逐瘀汤治疗风温肺热病52例，其中男性29例，女性23例，年龄17~73岁，平均38岁。病程最短2天，最长7天，平均315天。患者均以咳嗽为主诉；体温在38℃以上者13例，37~38℃者24例，37℃以下者15例；伴胸痛者33例；伴血痰者5例；血白细胞升高者38例，血白细胞正常或偏低者14例；52例患者肺部均可闻及湿性或/及干性啰音，经X光摄片检查52例有一侧或双侧肺叶或肺段有炎性阴影。治疗均予中药煎剂治疗，基本方：玄参15~30g、麦冬15~30g、生地15~30g、柴胡10~30g、枳壳15~30g、桔梗10~15g、当归10g、川芎10g、赤芍15~30g、桃仁10~15g、红花5~10g、甘草10g。每日1剂，每日煎服2次，7天为一疗程。高热重者，加葛根30g，并物理降温，补充体液；胸痛明显者，重用枳壳、桃仁、赤芍；血痰血色鲜红者，去红花，加黄芩炭15g、白茅根30g；后期肺部炎性阴影难消者，加夏枯草15g、浙贝15g。结果：患者经1~4个疗程治疗症状和体征消失，X线检查肺部炎性阴影消除者治疗1个疗程后有27例，2个疗程者有21例，治疗接近4个疗程者有3例，因支气管扩张并感染1例患者中途改用抗菌素治疗。[3]

按：针对风温肺热病这一特点，用养阴清热之增液汤和治疗胸肺血府病证的血府逐瘀汤进行加减，符合辨证、辨病治疗原则。现代中医药研究表明，温热病伤阴是造成热毒血瘀病理的病因、病机，养阴清热方药对温热病热毒血瘀证有明显的治疗效果，故首选养阴清热之增液汤。另有研究也表明，血府逐瘀汤有如下药理作用：改善微循环，降低血管阻力，促进消除病理变化；改善毛细血管通透性及提高吞噬细胞的吞噬功能，增强机体非特异性免疫力，减轻炎症反应；有一定的抗感染作用，能调节机体的反应性，直接或间接的抑菌。

【病案举例】

吴某，女，45岁，1997年7月18日初诊。因发热、咳嗽、痰黄3天来诊。曾服先锋霉素、咳特灵等症状未见好转，咽痛咽痒，咳嗽剧烈，整夜不能安睡，咯痰黄稠，口干多饮，大便干结。体检：体温38.8℃，咽充血（＋＋），心率110次/分，律整，双肺可闻及细湿啰音，舌尖、边红，苔黄，脉细数。血常规：白细胞总数9.4×10^9/L，中性0.76，淋巴0.24。胸透：双肺纹理增粗，中、下肺有少量斑片状影。西医拟诊为支气管肺炎，辨证属痰热郁肺，治以清热化痰，宣肺止咳。处方：黄芩、连翘、前胡各15g，桔梗、百部、北杏仁、荆芥各

10g，鱼腥草、桑白皮各 25g。2 剂。二诊，患者诉发热退、咽痛消失，但仍咳嗽剧烈，痰黏难咯，夜不能寐，大便难。此乃热伤肺津，肺失肃降。原方加入玄参、麦冬、生地各 25g，川贝 10g，再进 2 剂，即觉痰稀易咯，大便通畅，咳嗽缓解。

按： 肺为娇脏，不耐寒热，恶燥，燥则肺气上逆而喘咳，甘润可使肺气自降，然肺热内郁，必然灼液成痰，耗伤肺津。因此肺热咳嗽的治疗应清热与甘润同用，方可标本兼顾。本病例虽有发热、咳嗽、痰黄等肺热内郁之证候，但同时亦存在着口干多饮、痰黏难咯、大便干结等津伤肺燥的表现，故拟增液汤加川贝加强滋阴清热、润肺化痰之功而获痊愈。[4]

四、咳嗽

咳嗽是一种常见的呼吸系统疾病表现，既可以是一个症状，也可以是一个单独的疾病。其临床表现为从肺经喉发出"咳、咳"有声的症状。多因六淫外邪袭肺、有害气体刺激、痰饮停肺、气阴亏虚等致肺失清肃宣降，肺气上逆所致。除肺咳以咳嗽为主症外，几乎所有肺系疾病均可见到咳嗽，它脏疾病亦可影响到肺而伴见咳嗽。

肺为娇脏，居于上焦，为五脏之华盖，不耐寒热，喜润而恶燥。《温热经纬》云："温邪上受，首先犯肺"。或者饮食不当，嗜烟好酒，痰浊内生等均可影响肺的宣发、肃降功能，致肺气上逆发为咳喘。又热邪易耗伤肺阴，因此临床上本病既有发热、咳嗽、痰黄等肺热内郁之证候，同时亦可见口干多饮、痰黏难咯、大便干结等津伤肺燥的表现，治疗应清热与滋阴同用，方可标本兼顾。

【临床运用】

王燕丽运用增液汤加味治疗咳嗽 86 例。其中男 41 例，年龄 4~76 岁，平均 38.6 岁；女 45 例，年龄 5~74 岁，平均 42.8 岁。基本临床特征为咳嗽，少痰、无痰或痰黄黏稠不易咯出。中医辨证属肺热津伤型 38 例，风燥伤肺型 14 例，痰热郁肺型 16 例，肺阴亏耗型 18 例。治疗基本方为玄参 10~30g，生地 10~30g，麦冬 10~30g，杏仁 10g，百部 10g，炙枇杷叶 10~15g，前胡 10g，紫菀 10g，款冬花 10g。临证加减：风热表证者去生地加双花、连翘、桑叶、薄荷、荆芥穗；口燥咽干者重用麦冬加天花粉；痰黄、壮热口渴者加鱼腥草、生石膏、草苗子；咽痛者重用玄参加牛蒡子、锦灯笼；咽痒加蝉衣；痰中带血或鼻衄者重用生地加丹皮、藕节、白茅根；低热盗汗者加青蒿、地骨皮、浮小麦。每日 1 剂，水煎取汁 300ml，分 2~3 次服用。5 剂为一个疗程。治疗结果：

86 例患者服药一个疗程治愈者 29 例（33.72%），好转 49 例（56.98），未愈 8 例（9.30%），总有效率 90.70%。[5]

【病案举例】

1. 任某某，女，48 岁。咳嗽 3 天，咽喉肿痛，音哑声嘶，痰少色黄，不易咯出，口干喜饮，大便秘结两日未行。舌边尖红，苔薄黄，咽红（+），扁桃体 I 度肿大，脉弦滑数。听诊：两肺呼吸音粗，无干、湿啰音。胸透：两肺纹理增重。血常规：白细胞 $10.7 \times 10^9/L$，中性粒细胞 0.71。辨证属风热犯肺，肺热津伤，治疗宜润肺生津，清热化痰。方用增液汤加味：玄参 15g、生地 10g、麦冬 15g、锦灯笼 10g、牛蒡子 10g、鱼腥草 20g、炙枇杷叶 10g、前胡 10g、杏仁 10g、百部 10g、紫菀 10g、款冬花 10g、天花粉 10g。5 剂，水煎服，每日 1 剂，每次 100ml，每日三次服用，药后忌生冷、辛辣、油腻，服药 1 剂后便通，3 剂后咽痛大减，痰白易出，咳嗽明显减轻，5 剂后症状消失，胸透正常，白细胞 $6.8 \times 10^9/L$，中性粒细胞 0.65，听诊两肺呼吸音清。

2. 刘某某，女，72 岁。有慢支病史 20 余年，10 天前开始发热恶寒，咳嗽咯黄痰，伴有喘息不得卧，收入内科病房治疗，给予抗炎及强心扩管利尿药治疗。目前患者咳嗽，痰少不易咯出，口干不喜饮，不思饮食，大便数日未行，舌干红少苔，脉弦细数。证属素体肺阴亏耗，复感外邪，更伤肺津，肺胃及肠中津枯，急宜增液润燥，养阴生津。方药：玄参 20g、麦冬 30g，生地 30g、天花粉 10g、沙参 10g、杏仁 10g、炙枇杷叶 10g、百部 10g、前胡 10g。药后 1 剂大便已下，2 剂口干减轻，纳食略增，5 剂后痰薄易出，咳嗽大减，舌淡红苔薄白而润，脉沉细，继续给予养阴润肺之剂调理而愈。

按：以上两例咳嗽，共同特点为咳嗽、少痰、无痰或痰黄黏稠不易咳出；共同病机为肺津被伤，肺失滋润，肃降失常，气道不利，上逆而咳。治疗重在润肺生津，使肺津得复，痰易排出，气道通利，咳嗽自平。增液汤原为增肠中之液，使热病津伤、肠燥便秘得通，所谓增水行舟之意。然肺与大肠相表里，今肺津被伤，用之亦可濡润肺津；且生津润燥同时亦可清泻火热之邪，所谓"补北方，正所以泻南方也，滋其阴，即所以降火也"。（《医贯·咳嗽论》）使火热之邪清，不再复伤肺津。考其药性，玄参咸微寒，滋阴清热解毒，治咽喉肿痛有良效；麦冬、生地甘寒滋润，麦冬专具养阴润肺之功，生地清热养阴而不滋腻，三药共奏滋阴增液之效。用增液汤后往往出现痰液增加或痰白稀薄的现象，这是由于肺津已复，而肺气未宣，清肃无权，因此配以杏仁、杷叶宣肺化痰，下气止咳，百部、紫菀、款冬花润肺化痰止咳，前胡降气祛痰。全方立意本着"肺为娇肺"、"喜润恶燥"之原则，滋而不腻。功在润肺生津，化痰止咳，对肺热津伤型、燥邪伤肺型及肺阴亏耗型咳嗽均有良效。但本方对于寒邪袭肺，痰湿阻肺及肺气亏虚型咳嗽不适用。对于脾虚夹湿又有肺津被伤之象，应减少玄参、生地、麦冬的用量，防止寒润太过，更伤脾生湿，并加入运脾化湿之药，使脾能转输运化水湿，水津上承，肺津得润。[5]

五、慢性呼吸衰竭

慢性呼吸衰竭常为支气管－肺疾患所引起，如慢性阻塞性肺病、重症肺结核、肺间质性纤维化、尘肺等。胸廓病变和胸部手术、外伤、广泛胸膜增厚、胸廓畸形亦可导致慢性呼吸衰竭。

慢性呼吸衰竭是慢性阻塞性肺部疾病常见的并发症，大多数是因为肺部感染而诱发。中医辨证属于痰湿阻肺，痰热壅肺，痰迷心窍范畴，为本虚标实之证。通常使用清肺祛痰，开窍安神等疗法，其作用多为治本，起效缓慢。中医认为肺主气，司呼吸，主肃降，有助大肠向下传导，且能布散津液，濡润大肠。大肠为传导之官，以通为用，以降为顺。如肺气不足则肃降不顺，而出现腹胀，便秘；如大肠不通则肺气不降，而出现喘咳，胸满。

【临床运用】

肖氏以增液承气汤加减救治慢性呼吸衰竭 40 例，男 30 例，女 10 例，年龄 52～89 岁，平均年龄 63.4 岁。全部病例均采用抗生素抗感染、吸氧、纠正水电解质平衡紊乱等常规西医学治疗方法。治疗组加用增液承气汤加减，主要药物：玄参、生地黄、麦冬、大黄、枳实、郁李仁。每日 1 剂，水煎，分 2 次内服，不能口服者用鼻饲给药。服药 3 剂后根据病情改用二陈汤、小青龙汤、养阴清肺汤。结果：显效 19 例，好转 14 例，无效 7 例（其中包括死亡 2 例），总有效率 82.5%。[6]

按：本组病例均有慢性肺部疾病，且有便秘及大便干燥症候，充分证实了中医肺与大肠相表里的理论。本组采用短期内泻下大便的方法，清除肠内积滞，通便以治肺，通便后浊气下降，清气上升，有形之痰随咳而出，无形之痰随便而排。并且随着大便通畅，腹压下降，膈肌活动加强，肺通气功能随之改善，呼吸衰竭得到缓解。由于本病是一个本虚标实之证，泻下通便只宜用攻补兼施的润肠通便法。增液承气汤为一种攻补兼施的缓泻剂，对老年体弱患者起到了扶正驱邪的作用，本组病例多数服 1 剂即可通便，作用缓和，无 1 例引起腹泻。但是此方不能久用，以免伤正。本组病例服药均未超过 3 剂。从我们的经验认为，在慢性呼吸衰竭的抢救过程中短期使用增液承气汤可迅速缓解病情，争取抢救时间，然后再酌情选用清肺祛痰剂，对提高抢救成功率起到了积极作用。

第二节　循环系统疾病

一、心律失常

正常心律起源于窦房结，频率60～100次/分（成人），比较规则。窦房结冲动经正常房室传导系统顺序激动心房和心室，传导时间恒定（成人0.12～1.21秒）；冲动经束支及其分支以及浦肯野纤维到达心室肌的传导时间也恒定（<0.10秒）。心律失常指心律起源部位、心搏频率与节律以及冲动传导等任一项异常。"心律紊乱"或"心律不齐"等词的含义偏重于表示节律的失常，心律失常既包括节律又包括频率的异常，更为确切和恰当。西医认为引起心律失常的病因有：冠状动脉粥样硬化性心脏病、心肌病、心肌炎和风湿性心脏病（简称风心病）等。另外，还有植物神经功能失调、电解质和内分泌失调、麻醉、低温。药物及中枢神经疾病等。中医认为本病是以阵发心悸，胸闷气短为主要表现的心系疾病。相当于心动悸、厥脱证等范畴。

【病案举例】

王某，男，46岁。1998年4月23日初诊。患者心慌、气短3年，间断发作，情绪波动和劳累时加重，伴有失眠多梦，五心烦热，倦怠无力。曾多次求治于西医、中医，疗效不佳。近1月来，发作频繁，时间延长，遂来求治。查舌红、苔少，脉细弱而促。心电图示：频发室性早博。中医诊断：惊悸。证属心阴不足，心神失养。治以滋养阴血，宁心安神。方用增液汤加味：玄参、麦冬、生地、太子参、远志、当归各10g，丹参、百合、炒枣仁各15g，炙甘草6g。水煎服，1天1剂。服4剂后，心慌、失眠等症减轻，精神好转，惟食后脘腹稍胀，此为滋腻碍脾，运化受限，于上方中加陈皮10g，炒麦芽15g，继服8剂后诸症消除，脉律整齐，复查心电图正常。

按：患者因心律失常、频发室性早博而出现心慌等症，间断发作，属中医之"惊悸"范畴。近1月来，发作频繁，有发展为"怔忡"之迹象。《医学正传·怔忡惊悸健忘证》说："惊悸者，蓦然而跳跃，惊动而有欲厥之状，有时而作者是也"，"怔忡者，心中惕惕然，动摇而不得安静，无时而作者是也。"本例因阴血亏虚，心神失养而致。阴血不足，脏气虚弱，脉气不相接续，出现停跳，因而脉相细弱而促。方用增液汤加味，滋阴养血，宁心安神，药证相符，故取效较佳。[7]

二、脑血栓

脑血栓系由于血栓形成使颅内或颅外动脉管腔狭窄或闭塞，导致其供血区脑局部缺血、缺氧、梗死，引起局限性神经系统功能障碍，又称血栓性脑梗死。在脑动脉粥样硬化和斑块基础上，存在血流缓慢和血压偏低，血液的有形成分附着在动脉的内膜形成血栓，称之为脑血栓。临床上以偏瘫为主要临床表现。多发生于 50 岁以后，男性略多于女性。本病最常见的病因是动脉粥样硬化和高血压。

患者发病前多有肢体发麻，运动不灵、言语不清、眩晕、视物模糊等征象。常于睡眠中或晨起发病，患肢活动无力或不能活动，说话含混不清或失语，喝水发呛。多数患者意识消除或轻度障碍。面神经及舌下神经麻痹，眼球震颤，肌张力和腹反射减弱或增强，病理反射阳性，腹壁及提睾反射减弱或消失。脑血栓轻微者表现为一侧肢体活动不灵活、感觉迟钝、失误，严重者可出现昏迷、大小便失禁甚至死亡。但由于发生的部位不一样，脑血栓的症状也不一样。

【病案举例】

魏某，男，66 岁，2003 年 2 月 16 日于晨起之际发现右侧肢体活动失灵，言语不利，遂紧急入某院治疗。当时查患者神志尚清，语言謇涩，右侧肢体呈不完全性瘫痪。头颅 CT 提示左侧基底节区脑梗死。给予 25% 甘露醇 125ml，每天 2 次，连用 7 天，同时应用扩容、抗凝、神经营养剂等治疗，病情无明显好转，且有加重趋势。患者表情淡漠，反应迟钝，严重构音障碍，吞咽困难，右侧肢体完全瘫痪，于 3 月 3 日请会诊时证见：发热（体温 37.5℃），嗜睡，眼窝深陷，皮肤干燥有皱折，舌质暗红，舌苔干燥，脉细数。立即停用脱水剂，西医治疗应及时补充液体。中医治疗则采用"增液行舟"之法，以达滋养阴液以行气血的目的。方用增液汤合四物汤加味。处方：太子参 30g，生地 20g，玄参 15g，麦冬 15g，枸杞子 20g，当归 20g，白芍 12g，川芎 12g，丹参 30g。水煎服，每日 1 剂。1 周后再诊：患者神志转清，眼窝深陷消失，皮肤润泽，舌质淡红，苔薄白，脉弦细。守原方，另加生山药 30g，花粉 30g，继服 5 剂，以增强益气生津之力。随后采取中西医结合康复治疗，患者诸症好转出院。

按：中医"增液行舟"法原为津伤便秘而设，最早由清代吴鞠通提出并实施。然津液与血有着同源与互生的关系，故《内经》有"津血同源"说。如《灵枢·邪客》云："营气者，泌其津液，注之于脉，化以为血。"生理上的互用，必然导致病理上相关。《灵枢·营卫生会》言："夺血者无汗，夺汗者无血。"张仲景亦有"人之气血犹源泉，盛则流畅，少则壅滞，故气血不虚则不滞，虚则无有不滞者"之论。周学海曾指出："夫血犹舟也，津液水也"，"津液被火灼竭，则血行瘀滞。"这就明确说明了血液的正常循行需依赖津液的运载和流通，反之，如若津液不足，血液循行必受影响，从而造成血瘀征象。近年的相关研究也证明，阴虚津伤患者血液流变学会发生改变，具体表现为全血比黏度、血浆比黏度、红细胞硬化指数增高，血沉加快；微循环显示出微血管异形，血流缓慢瘀滞，血管周围渗出明显。这与血栓病有着相同的病理基础。该例患者属中医中风病中脏腑，病机初始为肝肾阴虚、虚风内动，后因持续应用脱水剂时间过长，未做到中病即止，损伤了津液，加之假性球麻痹妨碍进食，水津补充不足，故表现为津伤液脱之象。津液不足，津伤血燥，血液相对黏滞，血运不畅，导致瘀血阻络进一步加重。同时阴虚脏腑失于濡养，神明失充，因此表现诸脏功能低下，神识欠清。采用"增液行舟"之法，增益耗损的阴液，促进血液的流通，诸脏得以濡润，神明得到濡养，故病情得以迅速好转。现代药理研究证明，增液汤能有效抑制全血黏度和血浆黏度升高，增加红细胞变形能力，减少血小板聚集，改善血液瘀滞状态，恢复正常的血液供应。这就是古法新用，中西医结合的很好例证。[8]

三、中风狂躁

中风是以突然晕倒、不省人事，伴口角㖞斜、语言不利、半身不遂，或不经昏仆仅以口㖞、半身不遂为临床主症的疾病。因发病急骤，症见多端，病情变化迅速，与风之善行数变特点相似，故名中风、卒中。中风为本虚标实之证，在本为阴阳偏胜，气机逆乱；在标为风火相煽，痰浊壅塞，瘀血内阻。常见的病因有忧思恼怒，饮酒无度，或恣食肥甘，纵欲劳累，或起居不慎等。中风有中经络和中脏腑之分。中经络，一般仅见肌肤麻木，口眼㖞斜，言语謇涩，或半身不遂，无神志障碍。中脏腑，除见中经络的症状外，还有朦胧思睡或昏愦无知等神志症状。又可分为闭脱二证。

西医学的急性脑血管病，如脑梗死、脑出血、脑栓塞、蛛网膜下腔出血等属本病范畴。西医学将本病主要化分为出血性和缺血性两类，高血压、动脉硬化、脑血管畸形、脑动脉瘤常可导致出血性中风；风湿性心脏病、心房颤动、细菌性心内膜炎等常形成缺血性中风。另外高血糖、高血脂、血液流变学异常及情绪的异常波动与本病发生密切相关。

头颅 CT、核磁共振检查可确诊。本病发病率和死亡率较高，常留有后遗症；近年来发病率不断增高，发病年龄也趋向年轻化，是威胁人类生命和生活质量的重大疾患。中医学将其列为"风、痨、臌、膈"四大疑难病之首，存在着明显三高（发病率高、致残率高、死亡率高）现象。根据统计我国每年发生脑中风患者达 200 万。发病率高达 120/10万。现幸存中风患者 700 万，其中 450 万患者不同程度丧失劳动力和生活不能自理。致残率高达 75%。我国每年中风患者死亡 120 万。其危险因素有：①高血压病。②糖尿病。③心脏疾病。④血脂代谢紊乱。⑤短暂性脑缺血发作。⑥吸烟与酗酒。⑦血液流变学紊乱。⑧肥胖与超重。⑨年龄和性别。

《景岳全书·非风》中记载："人于中年以后，多有此证，其衰可知。经云：人年四十而阴气自半，正以阴虚为也。夫人生于阳而根于阴，根本衰而人必病，根本败则人必危矣。所谓根本者，即其阴也。"明确阐明肾阴亏虚是中风病机的关键。本病病机较复杂，总的来说，不外虚、火、风、痰、气、血。证属本虚标实，本虚是中风病的异中之同，以肝肾阴虚为其根本。火、风、痰、气、血等标实现象是中风病的同中之异。中风病急性期使用脱水剂在降低颅内压，减轻脑水肿的同时，耗伤阴液，进一步加重了阴虚，故临床上出现一系列阴虚的表现：烦躁易怒，强哭，入夜尤甚，五心烦热，甚至夜不能寐，食欲不振，大便干结，舌红少苔或无苔或苔黄腻。

【临床运用】

李氏运用增液汤加味治疗脱水剂所致阴虚证 68 例，其中男 28 例，女 40 例；年龄最小 42 岁，最大 87 岁，42～50 岁 2 例，50～70 岁 49岁，80 岁以上 17 例；病程最短者 1 周，最长者 2 月。脑梗死 27 例，脑出血 41 例。治疗以《温病条辨》之增液汤为主方，药物组成：玄参9～15g，生地黄 9～15g，麦冬 10～15g。偏心阴虚者，加知母 12g，栀子15g，酸枣仁20g；偏胃阴虚者，加沙参15g，石斛15g，玉竹12g；肝阴虚变证者，加山茱萸、枸杞子、何首乌；心神不交者，可加黄连、肉桂引火归元；肾阴虚伴失语、神志恍惚、苔浮腻者，加石菖蒲、远志、杏仁、木蝴蝶等开窍之品。文火水煎服，每日 1 剂，分 2 次温服，10 日为1 个疗程。治疗结果：68 例患者中，服中药 1～3 个疗程，痊愈 39 例，显效 11 例，有效 11 例，无效 7 例。痊愈率为 57.35%，有效率为 89.71%。[9]

【病案举例】

段某，男，64 岁，因生气突然感到头痛、言语不利、右侧肢体无力于 2002 年 11 月 18 日 16 时收治入院。入院后体查：神志恍惚，言语不清，右中枢性面舌瘫，右上、下肢肌力 1 级，双眼向右侧凝视。血压 180/100mmHg。头颅 CT 示：左基底节区脑出血，量约 35ml。遂给予 20％甘露醇 250ml、每 6 小时一次脱水降颅压及其他内科对症处理。次日，患者出现烦躁不安，发热，体温 38.5℃，给以安定 10mg 肌内注射，烦躁尤甚，又给安定 10mg 肌内注射，每日 2 次。第 3 日，患者出现狂躁，左侧肢体舞动。遂请马教授会诊。认真查体后，发现患者面红目赤，狂躁不安，腹部膨隆，可触及肠形，7 日未行大便。舌质红绛，苔黄厚焦燥有裂纹，脉洪数。诊察后认为，该患者属中医"出血性中风"，源于患者素体阳盛，因大怒肝阳暴张，肝火上灼脑络，迫血外出发为中风。邪热蕴结与燥屎相互搏结，阻闭于腹，渐成"痞、满、燥、实、坚"之候。热毒蕴结，上扰心神和脑窍，故出现失眠，狂躁不安。辨证属典型的阳明腑实热结之证。治疗应攻积导滞，急下存阴。方以大承气汤合增液汤加味。处方：大黄 9g（后下），芒硝 6g，枳实 12g，厚朴 12g，生地 12g，玄参 12g，麦冬 12g，天花粉 30g。1 剂，水煎服。患者服后不久即频转矢气，当日行大便 2 次，体温有所下降，烦躁减轻。次日再诊，因实结已除，改用竹叶石膏汤加减。处方：生石膏 20g（先煎），淡竹叶 12g，知母 12g，石斛 12g，玄参 12g，生地 12g，麦冬 10g，天花粉 30g。5 剂，每天 1 剂，水煎服。服后体温正常，神清而安详。

按：中医常言"留得一分津液，便存一分生机"。因此张仲景便针对阳明腑实见证，创立了大承气汤，目的在于"釜底抽薪，急下存阴"。然急下之后，热结虽除，余热未清，加之热邪耗伤人之气阴，故张仲景又立竹叶石膏汤以益气生津、和胃除烦，寓意仍在于固护人体阴液。该例患者由于实热与燥屎互结，浊气填塞，腑气不通，故大便秘结，数日不行，脘腹痞满；邪热内盛于里，上扰心神，故表现为狂躁不安；里热炽盛，燥屎结于肠中不得出，故腹部按之坚硬有块；热灼津液，阴精大伤，不能上承，故舌苔焦黄干裂。综观诸症，阳明腑实征象已悉数呈现，故治疗应急下实热燥结，以图存阴救阴。中医对于阳明腑实见证一直强调要"下不言早"，因"祛邪即所谓扶正"，"邪去正自安"。现代研究也证实，通腑泄下法可促进新陈代谢，使体内毒素假借肠道而排出，在脑血管病的急性期能起到降低颅内压、减轻脑水肿、改善脑细胞缺氧状态的作用。但攻下时需考虑患者体质及病程，做到中病即止，不可过量。同时合用增液汤，一可以协助攻下，二可补充因热病而受损的阴津。两法合用可发挥攻补兼施之功。攻下之后，虽腑实已解，然余热未清，此时采取且清且补之法，可收清不伤正、补不恋邪之妙。本例患者就是随着腑气的通畅而神志转清，血压也渐趋正常。大量的临床实践证明，保持患者的大便通畅，是提高脑出血抢救成功率及防止出血再发生的重要保证。在临床上常见到一些老年高热患者，因治不及时或治不得法而突发中风之患，如能采取中西结合，中药攻下与保津同施，西药及早补充液体，就可以避免此类事件的发生。因此"急下存阴"不单对治疗热性病而且对防治中风病也具有十分重要的意义，这即是中医的特色和优势所在。[8]

第三节　消化系统疾病

一、慢性肝炎

急性肝炎（乙型或丙型）迁延不愈，病程超过半年者，称为慢性肝炎，是一种发病率高、病机复杂且具有传染性的疾病。有的乙型肝炎起病隐袭，待临床发现疾病时已成慢性。慢性肝炎以乙型、丙型为主，也可以是乙、丙，乙、丁或乙、丙、丁型肝炎病毒重叠感染。以往根据其症状体征及肝脏的病理改变分为慢性迁延性肝炎和慢性活动性肝炎。慢性肝炎的病原学以感染乙、丙、丁型肝炎病毒为主，但导致急性肝炎演变成慢性肝炎的原因很多，例如失治、误治、过劳、饮酒等，但机体免疫功能失调是其主要原因。

本病相当于中医中"胁痛""膨胀""黄疸"等范畴，有关慢性肝炎的中医病因虽众说不一，但大多系湿热余邪未尽而引起全身脏腑功能失调。病位其始在气，继则及血，因此常涉及到气血及与血气有关的脏腑和经络。

1. 湿热　病初感受湿热之邪，由于失治、误治而导致余邪未尽；但也有病久伤脾，湿久化热；也有反复感受湿热之邪，例如慢性肝炎在长夏季节再感受湿热之邪而复发，临床上有湿邪或湿热之邪弥散三焦见症。

2. 气滞血瘀　人体情志的舒畅、气机的协调、水谷的运化、血液的生发均与肝的疏泄密切相关。肝有体阴用阳的特殊性，故有可寒、可热、可虚、可实的病理结局，而且病久必郁，病久必瘀。所以气滞血瘀是慢性肝炎常见的病因病机。

3. 脾虚　病久必虚，所以脾虚为慢性肝炎主要病因。脾虚可由于肝郁所致；亦可因湿邪困脾日久而使之运化失调；亦可因久用苦寒之辈伤脾等原因所致。

4. 肝肾阴虚　肝肾同源，肝藏血，肝郁则血瘀，瘀久暗伤营血，营血既伤，必致肾阴不足，或久用苦寒之品、苦能伤阴化燥，亦可导致肝肾阴虚。

5. **血瘀血热** 血瘀日久化热，故血瘀血热是慢性肝炎，特别是CAH中、重型的主要病因病机。总之，慢性肝炎的发生发展过程，是正邪相争的过程，正系指人体正气，邪代表致病之因，正不胜邪则病久不愈。"正气内存，邪不可干"，"邪之所凑，其气必虚"。由于正邪相争日久，则机体脏腑俱虚，不能胜邪，所以形成正虚邪实之病因病机。

【病案举例】

秦某某，男，38岁1978年10月15日初诊。患慢性肝病已3年，化验ZnTT 21U。面红目赤，易怒，尿赤便结，大便难，口干，舌红，脉弦数。证属阴虚火旺，治宜滋阴降火，用增液汤加味。处方：麦门冬、连翘各6g，生地黄12g，玄参、望江南、芦根各30g，栀子、丹参各9g，川石斛15g。每日1剂，水煎服。连服7剂，症状改善，又续原方7剂，诸症悉平，ZnTT下降到9U。

按：本例慢性肝病，证属阴虚火旺。滋阴之方用增液汤，加配望江南，可以润肠通便；平肝降火用栀子与丹皮相伍；芦根有降火利水作用；丹皮配连翘可以清肝热，二者合用有降低ZnTT作用。[1]

二、便秘

便秘是大便秘结不通，排便时间延长，或欲大便而艰涩不畅的一种病症。本证多见于各种急慢性病中，它不是一种具体的疾病，而是多种疾病的一个症状。本证在《伤寒论》中，有"阳结"、"阴结"及"脾约"名称，其后又有"风秘"、"气秘"、"热秘"、"寒秘"、"湿秘"及"热燥"、"风燥"等说。《景岳全书·秘结》认为："'瓷器立名太烦'又无确据，不得其要，而徒滋疑惑，不无为临证之害也。"他主张按张仲景把便秘分为阴结和阳结两类，有火的是阳结，无火的是阴结。

便秘虽属大肠传导功能失常，但与脾胃及肾脏的关系甚为密切。其发病的原因，有燥热内结，津液不足；情致失和，气机郁滞；以及劳倦内伤，身体衰弱，气血不足、脾肾虚寒等。便秘在程度上有轻有重，在时间上可以是暂时的，也可以是长久的。引起便秘的原因很多，也很复杂。应当说明的是，便秘是排便次数明显减少，每2～3天或更长时间一次，无规律，粪质干硬，常伴有排便困难感的病理现象。有些正常人数天才排便一次，但无不适感，这种情况不属便秘。按照病因病机及临床所见，本病可分为热秘、气秘、虚秘、冷秘等四类。便秘也可区分为急性与慢性两类。急性便秘由肠梗阻、肠麻痹、急性腹膜炎、脑血管意外等急性疾病引起；慢性便秘病因较复杂，一般可无明显症状。按发病部位分类，可分为两种：①结肠性便秘。由于结肠内、外的机械性梗阻引起的便秘称之为机械性便秘。由于结肠蠕动功能减弱或丧失引起的便秘称之为无力性便秘。由于肠平滑肌痉挛引起的便秘称之为痉挛性便秘。②直肠性便秘。由于直肠黏膜感受器敏感性减弱导致粪块在直肠堆积。见于直肠癌、肛周疾病等。习惯性便秘多见于中老年和经产妇女。

【临床运用】

1. 聂氏用加味增液汤治疗习惯性便秘 50 例，男 19 例，女 31 例；年龄 18～70 岁；病程 1～10 年。服用加味增液汤，药物组成：玄参15g，生地黄30g，麦冬30g，枳壳12g，厚朴15g，陈皮10g，何首乌30g，锁阳15g，肉苁蓉15g，火麻仁30g，甘草6g，水煎服，每日 1 剂，早晚各服 1 次，1 周为 1 个疗程，共 2 个疗程。若服药后大便稀烂，则适当减量。对照组口服麻仁丸，每次 1 丸，每日 2 次，1 周为 1 个疗程，共 2 个疗程。治愈 43 例，占 86%；有效 7 例，占 14%，有效率 100%。[10]

2. 赵氏运用麻子仁丸合增液汤加减治疗便秘200 例其中，男84 例，女 116 例；年龄最小 14 岁，最大 83 岁，平均 45 岁；习惯性便秘 92 例，肛肠疾病术后继发性便秘 108 例。病程最短 1 周，最长 20 年。治疗情况，均多次使用番泻叶，果导片，复方芦荟胶囊，开塞露等药。选择病例均符合国家中医药管理局 1995 年发布的 ZY 诊断疗效标准制订的便秘诊断标准。①排便时间延长，3 天以上 1 次，粪便干燥坚硬。②大便艰难，干燥如栗，可伴有小腹胀急，神倦乏力，胃纳减退等症。③排除肠道器质性疾病。所有患者专科检查，均排除器质性病变。选用麻子仁丸加增液汤方，药用：麻子仁 30g，炒白芍 15g，枳实、厚朴、杏仁各 12g，大黄 10g，玄参 30g，生地 15g，麦冬 20g。习惯性便秘气短乏力，加生黄芪 30g，生白术 20g；若面色无华，失眠多梦，脉细等血虚明显加当归 20g，熟地 15g；若腰酸困、小便清长，舌淡苔白，脉沉缓无力加肉苁蓉、郁李仁各 20g，锁阳 12g；若伴大便溏滞不爽，腹中胀痛、舌苔薄腻等气机郁滞者加槟榔、香附各 12g，沉香 3g。上药加水 800ml，浸泡 30 分钟，文火煎至 300ml，取汁再加清水 300ml，煎至 200ml，两药混合，每次服 250ml，早晚分服，1 个月为 1 个疗程。效果明显。[11]

3. 范氏等运用四逆散合增液汤加注射疗法治疗习惯性便秘 130 例，女性 86 例，男性 44 例；年龄 18～72 岁，平均 54 岁；病程 1～15 年，平均 7 年。其中合并 I 期内痔 15 例，II 期内痔 30 例，肛乳头肥大 6

例。治疗：肛门注射安痔注射液，同时口服中药：柴胡 10g，枳实 10g、白芍 15g、生甘草 10g、川楝子 10g、麦冬 15g、生地 15g、麻仁 30g、玄参 15g。腹胀者加木香 6g，厚朴 15g。用法：术后第 1 天始服，空腹，每日 1 剂，分 2 次服用，连服 7～10 天。治疗结果：治愈（症状消失，局部检查肠腔黏膜平复）121 例，占 93.08%；好转（排便困难改善，黏膜松弛或脱垂基本平复）9 例，占 6.92%。平均住院日 14±2 天。1 年后随访 66 例，无 1 例复发。[12]

4. 赵氏运用增液汤合补中益气汤加减治疗中老年习惯性便秘 62 例，其中男 36 例，女 26 例；年龄 47～86 岁；病程 10 个月至 10 年，平均 4 年；便秘时间最短 3 日，最长 9 日。采用增液汤合补中益气汤加减治疗。药物组成：黄芪 30g，党参 15g，柴胡 9g，升麻 9g，当归 6g，白术 15g，陈皮 15g，玄参 12g，麦冬 12g，生地 9g，甘草 6g。腹痛者加白芍；腹胀明显者加厚朴、枳壳；纳呆者加焦三仙。上药加水适量浸泡 30 分钟，文火煮沸 15 分钟，取汁 50～100ml，早饭前、晚饭后 1～2 小时服，或分 2～3 次温服，每日 1 剂。治疗期间忌食生冷刺激之物，停用泻下药，多饮开水，多食蔬菜水果，定时排便（不论有无大便），适当增加运动量。62 例患者中治愈 53 例，占 85.5%；好转 8 例，占 12.9%；无效 1 例，占 1.6%，总有效率为 98.4%。[13]

5. 范氏等运用增液汤加大黄治疗便秘 26 例，病程 2 年到 5 年不等，年龄 35～40 岁之间，均为女性。患者临床表现为排便困难，排便时间延长，大便干结不通，有的甚至 10 余日一行，且伴有腹胀，食欲减退，嗳气反胃，有的经常有阑尾炎，原因不明的牙龈脓肿，牙根坏死。治疗方法处方：生地 24g，玄参 30g，麦冬 24g。大黄 6g 另包。初始症状重根据大便的干燥程度及热邪的轻重适当加大大黄用量，后期可根据大便和热邪的盛衰调整增液方和大黄的用量，热重用大黄，便干而热不重则去掉大黄。便秘缓解则停服，秋季及食用辛辣刺激食物后可临时加服。治疗结果：临床治愈 16 例，原有的牙龈脓肿已不再发生。显效 8 例，有效 2 例。[14]

6. 严氏运用增液汤加减治疗顽固性便秘 60 例，男 35 例，女 25 例；年龄 15～70 岁，平均 51 岁；病程 1～20 年；排便间隔时间 3～7 天不等治疗以增液汤加减，基本方药：玄参 30g，麦冬 20g，生地 20g，枳壳 15g，柴胡 12g，乳香 10g，没药 10g，随证加减：气虚者加黄芪 30g、党参 30g；血虚者加当归 20g，肾阳虚者加牛膝 15g、肉苁蓉 15g，水煎服，日 1 剂，分 2 次服。结果：临床痊愈 20 例，显效 29 例，有效 7 例，无效 4 例，显效率 81.7%，总有效率 93.3%。[15]

7. 黄氏运用自拟柴芩增液汤治疗便秘 130 例，男 86 例，女 44 例；年龄 24 ~ 71 岁；病程 3 个月至 20 年，治疗组采用自拟柴芩增液汤治疗，药物组成：生地 20g，玄参 20g，麦冬 20g，生大黄 6g，枳实 15g，厚朴 10g，柴胡 15g，黄芩 10g，当归 15g，白芍 20g，甘草 6g，加水 400ml 文火煎至 200ml，取汁温服，每日 2 次，服药期间停服其他一切药物。对照组口服麻仁胶囊，每次 3 粒，每日 2 次。2 组均以 7 天为 1 个疗程，治疗 2 个疗程统计疗效。结果：治愈 100 例，好转 20 例，无效 10 例，总有效率 92.3%。[16]

8. 邓氏运用增液口服液治疗外感发热后阴津亏损证和阴津亏损之便秘 472 例（其中增液口服液治疗组 311 例，对照组 161 例）进行临床研究。其中男：治疗组 155 例，对照组 88 例。女：治疗组 156 例，对照组 73 例。发热津亏组：治疗组 142 例，对照组（金果饮）71 例。津亏便秘组：治疗组 169 例，对照组（麻仁丸）90 例。治疗组：门诊 99 例，住院 212 例。对照组：门诊 59 例（其中金果饮 34 例，麻仁丸 25 例），住院 102 例（其中金果饮 37 例，麻仁丸 65 例）。治疗组；增液口服液，口服，每日 3 次，每次 20ml；对照组：发热津亏：金果饮，口服，每日 3 次，每次 20ml。津亏便秘：麻仁丸，口服，每日 3 次，每次 6g。治疗组痊愈率为 30.2%，显效率为 27.3%，愈显率为 57.5%；对照组痊愈率为 13.7%，显效率为 23.0%，愈显率为 36.7%，两组比较，差异有非常显著意义。[17]

9. 刘氏等采用 169 例术前大便正常，术后 2 周仍有大便解出困难肛门疾病患者，随机分为治疗组 84 例，男 45 例，女 39 例，年龄 22 ~ 69 岁。对照组 85 例，男 42 例，女 43 例，年龄 20 ~ 70 岁。治疗组肛瘘 17 例，痔 47 例，肛裂 20 例；对照组肛瘘 15 例，痔 48 例，肛裂 22 例。两组性别、年龄、病种具有可比性。对照组采用常规方法，肛门狭窄者手法扩肛，每天 1 次；粪便嵌顿者以开塞露或温盐水灌肠，大便干硬者口服麻仁丸等对症治疗。治疗组除以上方法外加用中医辨证治疗。主要分为以下三个证型：①津亏不润型：大便干硬，选用增液汤加沙参、麦冬、火麻仁、杏仁、郁李仁，各药用量 20 ~ 30g。②中气不足型：大便不干，但久蹲不下，伴气虚乏力，脾胃虚弱，方用补中益气、健脾开胃法，如补中益气汤加陈皮、半夏、鸡内金、焦三仙等。③湿热瘀滞型：便意频繁，解出不畅，伴肛门下坠感，以槐角丸加减，药用槐角子 30g，枳壳、当归尾、黄芩、黄柏、荆芥、防风、赤芍、连翘各 10g。两组均以 10 天为 1 个疗程。1 个疗程结束后随访 1 个月评价疗效。结果：治疗组 84 例，治愈 76 例，好转 6 例，无效 2 例，治愈率 90.5%。对照组 85 例，治愈 61 例，好转 13 例，无效 11 例，治愈率 71.8%。两组比较 $P < 0.005$。[18]

10. 刘氏等用济川煎合增液汤加减治疗老年便秘患者 32 例，其中 8 例为住院患者，2 例为家庭病床患者，其余均为门诊患者，年龄均在 65 岁以上。其中男 12 例，女 20 例。合并糖尿病者 10 例。济川煎合增液汤加减：生黄芪 30g，当归 10g，肉苁蓉 15g，牛膝 15g，升麻 6g，玄参 20g，生地 30g，麦冬 10g，枳壳 10g，郁李仁 10g。腹胀苔腻者加厚朴 10g，食欲欠佳者加鸡内金 10g、砂仁（后下）6g、焦三仙各 10g，体虚甚者减枳壳，腹胀甚者加大腹皮 10g。水煎服，每日 1 剂。服药 7 日为 1 个疗程，4 个疗程后观察疗效。治疗结果 32 例患者中，痊愈 13 例，占 40.6%；好转 18 例，占 56.3%；无效 1 例，占 3.1%。[19]

11. 郭氏等运用加味增液汤直肠点滴治疗老年便秘本组 58 例，其中男 39 例，女 19 例；年龄最大 81 岁，最小 62 岁；病程最长 10 年，最短 1 年。患者均大便干结，排便时间延长，轻者 3~5 天一行，重者 5 天以上，甚者 10 余天一行。治疗方法采用加味增液汤：玄参 15g，麦冬 6g，生地、油当归、黄芪各 10g。气虚者重用黄芪；血虚者重用当归；肢冷畏寒、手足不温，可加制附子、炮姜；烦热少眠、颧红盗汗，可加知母、黄柏；口干口臭，面赤身热，舌红、苔黄燥，可加大黄、厚朴、枳实。方法：加水 500ml 左右，浸泡 30 分钟，煎至 150ml，装入输液瓶内，保持温度在 37~40℃，进行直肠点滴（即用一次性输液器除去针头，接上导尿管，蘸润滑液，插入肛门 15~20cm 进行点滴），30~60 分钟滴完。每 2 天 1 次，10 次为 1 疗程。一般轻者治疗 1 个疗程，重者治疗 2 个疗程。结果，49 例治愈（2 天以内排 1 次，便质转润，排便通畅，停药 3 个月未见复发）；7 例好转（3 天内排便 1 次，便质转润，排便通畅，停药 3 个月又出现便秘，但症状较前减轻）；2 例无效（症状无改善）。治愈率 84.48%，总有效率 96.55%。[20]

12. 李氏运用益气增液法治疗长期住院老年人便秘 42 例，其中男 24 例，女 18 例。平均年龄 69 ±6.14 岁。属于中风后遗症者 30 例，心肺病者 7 例，骨折 3 例，其他慢性病者 2 例。便秘病程为 5 个月至 9 年，平均为 3 ±3.28 年组：根据其临床特征、舌象、脉象均辨证为气阴两亏型，给予自拟益气增液汤（白术 30g，黄芪 20g，麦冬 15g，玄参 15g，杏仁 10g，熟地 20g，何首乌 15g，肉苁蓉 20g，火麻仁 20g，枳实 10g，乌药 10g，甘草 10g）为主进行治疗，并在此基础上随证加味。如痰热内蕴者加黄芩、瓜蒌仁，气滞重者加柴胡、槟榔，夹杂瘀血者加当归、桃仁，肾阳不足者加山茱萸、补骨脂，食积者加山楂、莱菔子。以上中药加水约 400 ~ 500ml，煎汁浓缩至 100ml，再复煎汁 100ml，早晚各服用 1 次，空腹服用（温热服）。必要时可用上药汁保留灌肠。7 日为 1 个疗程，根据病情共治疗 1 ~ 3 个疗程。结果：治愈 22 例，显著进步 11 例，改善 6 例，无效 3 例，总有效率 92.86%。[21]

13. 田氏运用增液汤加味合用太宁栓治疗中老年功能性便秘 30 例，男 11 例，女 19 例，年龄 40 ~ 87 岁，平均 63.5 岁；病程 0.5 ~ 1 年 8 例，2 ~ 3 年 10 例，4 ~ 5 年 7 例，5 年以上 5 例，平均病程为 3.2 年。治疗口服增液汤加味，方药组成：玄参 30g，生地 20g，麦冬 20g，党参 15g，白术 12g，肉苁蓉 18g，当归 10g，杏仁 10g，牛膝 10g，枳壳 10g，甘草 5g。上药加水煎汁 300ml，每日 1 剂，分 2 次服用，同时每天早晚肛内各纳 1 枚太宁栓。结果：治愈 12 例（40.0%），显效 15 例（50.0%），有效 2 例（6.7%），无效 1 例（3.3%），总有效 29 例（96.7%）。[22]

14. 王氏运用枳术增液汤治疗老年便秘 30 例，男性 18 例，女性 12 例；年龄 50 ~ 65 岁者 16 例，66 ~ 80 岁者 14 例；病程 5 天至 12 年。治疗用枳术增液汤。组成：枳实 10g、炒白术 30g、生地 30g、玄参 30g、麦冬 30g、当归 15g、肉苁蓉 10g。气虚者加炙黄芪、党参；血虚者加生何首乌；气滞者加炒槟榔、炒莱菔子；阳虚者加锁阳；阳明热结者加生大黄。每日 1 剂水煎服，早晚分服。治疗效果：30 例中 18 例痊愈，服药后便秘消除，大便通畅易行；11 例好转，便秘较前改善；1 例无效。[23]

15. 李氏运用增液汤治疗老年功能性便秘 180 例，年龄均大于 60 岁，其中男性 84 例，女性 96 例，年龄最大者 85 岁，最小者 61 岁，平均年龄 72 岁；以当归、白芍各 30g，熟地、玄参各 12g，首乌 15g，肉苁蓉 60g，厚朴 20g，生地、川芎、枳实、枳壳、桑白皮各 10g 为基本方加减；兼见肺脾气虚明显者，配党参、黄芪、黄精、生白术等，其中白术宜重用；血虚津亏较著者加麦冬、柏子仁、玉竹，并加大当归、生地、熟地、白芍、何首乌等用量；燥结便硬者酌加郁李仁、柏子仁等；气滞者大剂量莱菔子配槟榔、乌药等；化火者稍加栀子、龙胆草；上方共加水 1000ml，文火煎至 300ml，早晚各半，空腹服，日 1 剂。结果：痊愈 126 例，显效 34 例，有效 16 例。无效 4 例，显效率 88.9%，有效率 97.8%。[24]

16. 江氏等采用收治的发病 30 分钟至 12 小时均无心源性休克和严重心律失常的急性心肌梗死患者 51 例，其中男 33 例，女 18 例，年龄 45 ~ 86 岁，平均 65 岁。随机分为治疗组（25 例）与对照组（26 例）。

方法所有患者均按急性心机梗死常规治疗：入院后常规应用硝酸酯类药、低分子肝素、阿司匹林等，符合早期溶栓指征的患者行溶栓治疗，心前区疼痛明显的患者使用吗啡或盐酸哌替啶。对照组入院确诊后立即给予大黄苏打片口服，每日 3 次，每次 2 片；治疗组入院确诊后立即给予加味增液汤（基本方药：玄参 20g，麦冬 20g，生地 20g，大黄 5～8g，白术 15g，降香 12g，枳壳 15g，丹参 20g，川芎 15g，麻仁 20～30g），水煎服，每日 1 剂，分 2 次服。结果：对照组 25 例，发生便秘 8 例，并发心律失常 9 例，心力衰竭 3 例，休克 2 例，乳头肌断裂 0 例，心脏破裂 0 例；治疗组 26 例，发生便秘 2 例，并发心律失常 4 例，心力衰竭 2 例，休克 1 例，乳头肌断裂 0 例，心脏破裂 0 例。治疗组患者便秘发生率明显低于对照组（$P < 0.05$）；治疗组患者排便过程中并发症发生率明显低于大黄苏打组（$P < 0.05$）。[25]

17. 余氏运用四物汤合增液汤加味治疗盆底失弛缓综合征致便秘 36 例，其中男 20 例，女 16 例；年龄 20～53 岁，病程 0.5～4 年。服用四物汤合增液汤加味。处方黄、熟地黄、白芍、赤芍、川芎、玄参、麦冬各：当归、生地 15g，柴胡、苦杏仁、枳壳各 10g，甘草 6g。每天 1 剂，水煎 2 次，煎取 200ml，混合后分 2 次温服。10 周为 1 疗程。结果：痊愈 15 例，有效 18 例，无效 3 例，总有效率为 91.67%。[26]

18. 何氏以益气增液汤治疗晚期癌症便秘 82 例，男 47 例，女 35 例；年龄 36～73 岁，平均 52.6 岁；肝癌 28 例，肺癌 22 例，乳腺癌 15 例，鼻咽癌 7 例，淋巴瘤 6 例，胃癌 4 例。治疗用益气增液汤：太子参 30g、黄芪 20g，白术 15g，麦冬 15g，玄参 20g，熟地 20g，枳实 10g，大黄 6g，麻子仁 20g。加水 800ml，煎取 200ml，复渣再煎取 200ml，两煎混合后分 2 次服，每日 1 剂。结果：显效 68 例（82.9%），有效 9 例（11.0%），无效 5 例（6.1%），总有效 93.9%。停药后 2 周内总有效 77 例中，复发便秘 12 例，复发率 15.6%。[27]

19. 瞿氏运用增液汤加味治疗糖尿病便秘 36 例，其中，男 19 例，女 17 例；年龄最小 45 岁，最大 78 岁；病程最短 2 个月，最长 4 年。表现为大便干结，甚则如羊屎状。全部病例均符合糖尿病诊断标准，排除其他肠道病变所致的便秘。治疗用生地、麦冬、全瓜蒌、决明子各 15g，玄参 15～30g，炒枳实、枳壳、火麻仁各 10g。日 1 剂，水煎分 2 次服，2 周为一疗程。常规控制血糖，忌食辛辣之品。治疗结果：经 1～2 个疗程治疗后全部治愈，近期治愈率达 100%。[28]

20. 张氏运用自拟增液汤治疗脑卒中后便秘 58 例，其中男 26 例，女 32 例，病程 2 周至 7 年，年龄 60～70 岁，平均年龄 65.5 岁，病程

28 日至 7 年，平均病程 2.5 年。纳入标准：①已经 CT 或 MRI 确诊为脑梗死或脑出血，经治疗病情已稳定。②主诉大便量少，质硬，排便困难。排便时，1/4 时间均费力。排便困难合并一些特殊症状，如长期用力排便，直肠胀感，排便不全感（1/4 时间）。③7 天内排便次数少于两三次，经常需用手指挤压肛门周围来协助排便。④除外肛直肠器质性病变。排除标准：①经结肠镜或钡灌肠检查存在结直肠肛门的器质性病变。②代谢性和内分泌病。方法：每晚餐后 1 小时服增液汤。增液汤方药组成：白术 30g、枳实 25g、当归 15g、苏子 15g、火麻仁 20g，水煎，顿服。嘱其每天多食蔬菜、水果及富含粗纤维食物，每晚餐后定时如厕 15～20 分钟。结果：58 例患者，显效 34 例（59%），有效 20 例（34%），无效 4 例（7%），总有效率 93%。[29]

按：自拟增液汤以白术、枳实为主药，入脾、胃经；白术有补气健脾，促进胃肠分泌的功能；枳实能破气消积除痞，使胃肠平滑肌的兴奋性增强，并使胃肠蠕动规律化；苏子归肺与大肠经，能降气润肠，肺与大肠相表里，宣降肺气则大肠通；当归能补血、活血、止痛、润肠；火麻仁润肠通便。诸药合用，功补兼施，兼顾肺脾胃及大肠，共奏润肠通便、调畅气机之功。

【病案举例】

1. 梁某，女，30 岁，2003 年 1 月 16 日初诊。主诉：便秘 3 年。患者 3 年来大便难排，干结，需服调肠通便药（如排毒养颜胶囊等）方能排出，不服药则 3～4 日大便 1 次，便干，量少，有时形如羊屎。追问病史，患者便秘为自第二次生产后开始。一般无腹痛，纳一般，寐差，梦多，易醒，小便调，口干无口苦，无潮热盗汗。舌干红，苔薄白，脉弦细。肠镜未见质性病变。肛门直肠测压和胃肠通过时间试验提示：混合型便秘。中医诊断为阴虚肠燥之便秘。治宜滋阴润肠通便，方用增液汤加减：玄参 30g，干地黄 30g，麦冬 30g，玉竹 30g，枳实 15g，大腹皮 15g，广木香 12g（后下），火麻仁 30g，郁李仁 15g，虎杖 15g，火炭母 15g，当归 12g，炙甘草 5g；同时予生物反馈训练。间断治疗 2 月，目前排便困难较前明显减轻，继续坚持门诊复诊，以期巩固疗效。

按：《医宗必读·大便不通》说："更有老年津液干枯，妇人产后亡血，乃发汗利小便，病后血气未复，皆能秘结。"方中增液汤滋阴生津；玉竹助养阴之力；火麻仁、郁李仁、虎杖增润肠通便之效；大腹皮、广木香调畅气机，《本草纲目》中云"：木香乃三焦气分之药，能升降诸气。"大腹皮可以"降逆气"，两药合用，使气机调畅，清阳得升，浊阴得降；本方妙用当归，不仅可以补血活血，且可以润肠通便，上药共用，相得益彰，疗效显著。[30]

余按： 本案以滋阴通便之法治疗虚秘之阴虚秘。该症常见：大便干燥，形如羊屎，数日一行，无腹胀腹痛，尿清长。口干口臭。可伴形体消瘦，两颧红赤，心烦少眠，潮热盗汗，腰膝酸软。舌红少津，苔黄或少，脉细。

2. 何某，女，50岁，农民。反复便秘10年，有时结如羊粪一粒粒，大便困难，肛门疼痛，时有出血。曾多次在当地医院服中药、西药疗效均不佳，遂来诊。症见：大便干结，难解，5天解1次，腰酸腿软，舌质淡红，苔薄少津，脉细弱。予以麻仁丸2个疗程，大便变软，但停药半个月后大便又秘结。随改用加味增液汤治疗，服药1个疗程后，大便正常，继用1个疗程，随访半年未出现大便秘结。

按： 中医认为便秘其病位虽然在大肠，但与其他脏腑、经络、气血、津液皆有密切关系，是阴阳、脏腑气机失调的一种局部表现。病性属虚，习惯性便秘是一种慢性病，久病必虚。症属津虚血少，肠道失润。正如《医宗必读·大便不通》云"更有老年津液干枯，……皆能秘结。"要之，脾肾阴阳气血俱虚，阳虚不能蒸化津液，濡润肠道；阴亏则肠道失荣而更加干枯，二者均可导致大便排出困难而秘结不通。笔者用加味增液汤中的生地黄、玄参、麦冬滋阴清热增液，取其"增液行舟"之意，配合质润多脂之火麻仁，以滋阴润肠通便；锁阳、肉苁蓉温肾壮阳，润肠通便；何首乌滑肠润下，补益肝肾，养血生液，共为君药；配以枳壳、厚朴、陈皮理气宽肠，消痞散结，通腑，为臣药；甘草调和诸药。诸药合用，共奏滋阴补阳而润肠，行气通腑，标本兼治，故临床疗效颇佳。[31]

3. 患者，25岁，职工，2000年2月22日就诊。诉2年前由于饮食不节，复又情志烦愁，以致胃脘胀满，甚则胸胁作胀，口苦，纳减，服吗丁啉等效不明显，继则大便秘结，需4~5日1次，便干难解，历久不愈，故就诊于中医。观面色萎黄，形体偏瘦，神疲肢倦，嗳气时作。苔黄腻，脉弦细。证属气秘。肝脾不和，气机郁滞，化热灼津，传导失常，治以理气和胃、增液通便。药用：玄参10g，麦冬10g，生地黄15g，北沙参30g，炒枳壳10g，麻仁10g，制大黄10g，全瓜蒌15g，郁李仁10g，厚朴6g，佩兰10g，柏子仁15g，鸡内金10g，当归15g，谷麦芽（各）15g，7剂。医嘱：忌辛辣食品，多吃蔬菜，多饮水。二诊：药后大便较前通畅，2日1次，口苦轻减，胃纳稍增，苔略腻，脉弦细。原方去佩兰、柏子仁，加陈皮5g，木香6g。7剂。三诊：服药后面色转润，大便每日1次，略干，精神渐佳，再守服原法。每日1剂，连服 14 剂，以巩固疗效。5 月后随访，大便正常，未见复发。[32]

按：便秘可因于饮食不节、情志不舒、忧愁思虑所致气机郁滞、大肠传导失职、糟粕内停而成秘结，即所谓"气内滞而物不行"。情致不舒、气机不畅则推动无力而粪便内停；气滞不行，郁而化热则胁胀口苦；脾运不行，胃纳不佳则面色萎黄，形瘦神倦。证属肝脾不和，故治以增液汤加疏肝理气健脾之品。方中以增液汤加北沙参滋阴增液润肠，炒枳壳、厚朴理气疏肝，制大黄、全瓜蒌泻下积滞，麻仁、郁李仁、柏子仁润肠通便，佩兰、鸡内金、谷麦芽消食和胃运脾，当归滋阴养血。合而用之则滋阴通便，增液行舟，理气导滞，标本兼治。

4. 患者，女，32 岁，农民，于 1999 年 8 月 15 日就诊。诉 4 年前出现腹胀痛不舒，常口苦口干伴口臭，继则大便不畅，干结难解，解出大便如颗粒状，常需 1 周方解出 1 次，情绪急躁易怒，近日来大便难解尤剧，腹胀尤甚，而来就诊。现面黄略带浮红，脉弦数，苔薄黄。证属热秘。肠胃积热，耗伤津液，腑气不通，以致便秘。治以清热、润肠、通便。处方：生地黄 15g，玄参 10g，麦冬 10g，当归 15g，白芍 15g，制首乌 15g，全瓜蒌 152g，火麻仁 10g，郁李仁 10g，炒枳壳 10g，制大黄 10g（后下）。7 剂。忌辛辣食品，多吃蔬菜，多喝水。

二诊：药后腹胀减轻，面色仍黄，大便较前通畅，3～4 日解 1 次，便略软，仍不通畅，口干口苦略减。原方减制首乌、谷麦芽，加佩兰 10g。7 剂，医嘱如前。

三诊：大便每天 1 次，但仍不通畅，口干口苦已除，胃纳渐增，苔薄，脉弦，仍以理气通便。原方继服 7 剂。

四诊：面色由萎黄转红润，胃纳渐增，腹胀口臭已除，大便亦渐正常，便软成形，再以前方出入。原方加淮小麦 30g，佛手片 6g，玫瑰花 3g，14 剂。医嘱：忌辛辣食物，勿动怒，养成每日定时排便习惯，5 月后随访排便正常，未复发。

按：大便秘结，常治之以下法，有寒下、温下、润下之分。杨老认为多年习惯性便秘的病机，情志失调，气机郁滞，"气有余便是火"，火热灼阴，导致液涸津枯，无水行舟，遂成便秘。治以润下法为主，润下药的代表方剂，如麻仁丸、五仁丸等，药物则以火麻仁、郁李仁、柏子仁之属，以润肠通便。但是这类药物虽有润下之功，却无滋阴之长，犹如舟楫，河水干涸，怎能行驶船舶。前贤吴鞠通曾言"津液不足，无水舟停者，间服增液"。增液行舟，确是经验之谈。关于增液汤的适应症，吴氏指出："阳明温病，无上焦证，数日不大便，当下之，若其人阴素虚，不可行承气者，增液汤主之"。选用玄参咸寒润下，生地黄滋阴壮水，麦冬甘寒养阴，三药相辅相成，共奏润肠通便之功。配合麻仁丸加减，综观全方，有增液汤之养阴润肠，又有当归白芍之养血；有理气疏肝之枳壳、木香，又有全瓜蒌、制大黄之泻实；有厚朴之苦降，又有鸡内金、炒谷芽、炒麦芽之和胃运脾。滋阴助水，增液行舟，和胃醒脾，理气导滞，标本兼治。[32]

5. 范某，男，42岁，平素肠胃积热，自幼3天一便，排便还顺利。35岁左右，间隔时间开始延长，排便也困难。曾服用通便灵、三黄片等只起到暂时缓解，几天后便秘再次发生，尤其食用辛辣、膨化食品及每年的秋燥时节，曾反复发生不明原因上牙齿根尖坏死，脓肿，便秘严重时并发阑尾炎。服用增液汤加大黄使大便保持1~2天至少一便，间断服用约3年，大便基本正常，阑尾炎痊愈，牙齿基本好转。

按： 便秘的基本病理改变属大肠传导失常，燥热内结于肠，耗伤津液；或由于人阴素虚，随年龄增长阴液渐显不足，使原来的便秘越来越重；肺热下移大肠，肠胃积热；素体阳盛，或饮酒过度，或过食辛辣厚味，致肠胃积热，出现津枯肠燥而后便秘，此时非增液不可。温病之小大便，不出热结、液干二者之外，其偏于阳邪炽甚之实热证，则从承气法矣；因此本文用大黄即从此来其偏于阴亏液涸之半虚半实证，则不可混施承气，故以增液汤代之（玄参、麦冬、生地）三者合用，"无水则舟停"做增水行舟之计，故汤名增液。吴氏直指增液汤为增水行舟，可知增液汤为无水舟停之津伤重而热结轻、半虚半实之证，用此方重在直接增补其液亏，使水道溢而舟自行。吴氏"不可行承气"之告诫是因其人阴素虚，若用承气类荡涤肠胃，则津液愈耗，不仅燥结不下，反致便秘更甚，此时惟用增液汤三味甘寒柔润之品滋养阴液，方可滑润肠道，使热结液枯的粪便得以自下，犹如水涨则船行通畅，故称增液汤为"增水行舟"之计。增液行舟，养血润燥，从而通利肠腑，腑气通则内热不生，阴血得养，滋阴补血，清热生津，润肠通便。[14]

6. 陈某，女，75岁，便秘反复发作5年。习惯性便秘，三五日甚至1周排便1次，大便干结难解，曾服麻仁丸、番泻叶、新清宁等药物治疗，效果不佳。证见口干、腹胀，舌红少津，苔黄燥，脉细。中医诊断：便秘。证属津液不足，大肠液亏，治以增液润燥，润肠通便。处方：玄参、生地、麦冬各25g，桃仁、柏子仁、瓜蒌仁、苦杏仁、火麻仁各10g，当归15g，陈皮6g。水煎服，每日1剂。并嘱多食水果、蔬菜，多饮水，治疗2周后，大便不干，2日一行，舌稍红，舌质渐润，脉细。继服1周后，大便调畅，舌苔正常，脉细弦。[33]

按： 老年患者症、舌、脉一派阴伤之象，乃因胃阴不足，津液不能下及大肠，致大肠液亏，肠失滋润，因而大便秘结干燥，难于排出。故用增液汤增水行舟，酌加五仁汤润燥通便，则便秘得除。

7. 王某某，男，壮年农民。2000年8月17日初诊。时时汗出，大便秘结已8个月。某医以卫阳不固及脾约论治，用玉屏风散加浮小麦、麻黄根等，后亦用麻子仁丸合玉屏风散治之，服药皆似有效，但药停其症如故。半年未愈，体渐疲乏，便秘益重，稍事活动及进餐时汗出如浴。追询病史，本年年初因劳累未待汗干，即用凉水擦身，自此常汗出，渐现便秘。诊时两关脉浮缓无力，尺脉沉迟而涩。此汗出卫虚不能固外，病久营弱不能内守，致津血被伐，则便秘乃成矣。拟调和营卫、益气养营：桂枝、白芍、当归、生姜各10g，大枣15g，党参、黄芪各30g，炙甘草6g。嘱其小量频服。3剂后复诊，自汗已止，便秘稍减。药已中的，勿须更张，原方去黄芪，加熟地20g，火麻仁10g，嘱服5剂，未再来诊。去年5月因痔疮发作，诉其旧病未再复发。

按：大便的排泄，虽属大肠所主，但必赖津血的濡润和气血的推动，亦须脏腑功能正常，大便方能自调。汗化生于血，过汗则津血受伤，肠道濡润失常，以致大便干结。《伤寒论》第53条云："病常自汗出者，营卫和则愈，宜桂枝汤。"《灵枢·营卫生会》云："营卫者，精气也，血者，神气也，故血之与气，异名同类焉。"又云："夺血者无汗，夺汗者无血。"本例治法宗此大论，用桂枝汤调和营卫；佐归、芪、熟地益气养营；更增火麻仁润肠，俾营卫和而汗止，气血足而便行也。[33]

8. 陈某某，男，37岁，工人。1998年3月16日就诊。去年10月咽痛、发热，西医予抗生素静脉输液治疗，烧退后食量减少，肢倦神疲，大便燥结，服大黄苏打片或牛黄解毒片后大便方通。今年2月兼现心悸、失眠、少腹胀满，大便三四日一行，硬结如羊屎，常规服用果导片及番泻叶泡水，有时还须用开塞露后方能大便。观其面色萎黄，舌质淡，苔薄少津，诊得脉沉细无力。追询病史，该患者年幼时食量偏少，易现腹胀，食有不慎，即见腹泻。纵观权衡，脾本不足，因热就清，致脾更虚，延久不愈，再伤其阴。此气阴两虚，其标在肠，其本在脾。拟健脾益气养阴之法论治，处方：白术、太子参、黄芪各30g，当归、枣仁、火麻仁各15g，升麻、枳壳各10g，炙甘草6g。水煎内服，每日1剂，嘱服5剂。二诊诸症大减，仅大便稍硬，但已自能排出。继原方加生地15g，白术增至40g，连服10剂而告愈。

按：脾位居中焦，主转输，大便之通调与否，与脾有密切关系。本例属气阴不足，气虚失于运转，阴虚不能濡润而致便秘。《素问·太阴阳明论》云："阴者，地气也，主内，故阴道虚。"张景岳注云："内伤多不足，故阴道虚。"该例病证宗此妙义，仿归脾汤健脾补血之意，重用白术之气味芳香而甘润，专补脾阴；佐生地、火麻仁养阴润肠；另加升麻助脾升清；枳壳降气宽肠，使脾气健运，转输乃复，阴血充沛，肠腑得润，故其大便自通矣。[34]

9. 宋某，女，56岁，教师。1980年9月15日就诊，习惯性便秘已十余年，便似栗状，3~4日一行，经常用番泻叶、果导等以缓其急，痛苦不堪。在服用泻药后，虽便稀行，不日复又秘结，体型瘦弱，口干不多饮，眠差多梦，腹满不舒，欲便不行，苔薄舌淡红，脉细。证属气阴两虚，血亏肠燥，便结难行，犹如水涸舟停。治拟滋阴益气，养血润下，方用增液汤加味。玄参、生地、生首乌、夜交藤各12g，北沙参15g，麦冬、苁蓉各8g，枳实、桃仁、当归、生甘草各6g，6剂。嘱服药后待便畅行，改为隔日1剂。9月23日二诊：服药2剂便渐通畅，持续8日未结，惟恐反复。再步前意为滋肾养血、健脾益气之法，以善其后。上方加枣仁、枸杞各10g，淮山药15g，5剂。并嘱服六味地黄丸，早晚各吞服6g，巩固其效，随访一年，健康无恙。

按：本例患者，系肝肾阴虚，虚热内生，津液暗耗，属血虚津亏肠燥之证。运用"增水行舟"法中加当归、桃仁活血养血，使血行通畅，内脏得以滋润，而使腑气畅通。再增枣仁、首乌、苁蓉养血安神及滋燥养荣善后之用。[35]

10. 患者，男性，81岁，因患肺癌半年，肺部感染入院，治疗后，感染控制。但是此患者习惯性便秘10年余，5~10日方行一次，便时努责常气喘汗出，努责不出则以手掏之，伴有口干不欲饮，舌质红少津，少苔，舌尖光剥，脉细。证属阴虚便秘，乃因肠道津枯失濡所致。投以增液汤以滋阴增液，润肠通便，方用玄参15g，麦冬12g，生地15g，枸杞子10g，炙甘草6g。水煎分服，1日1剂，在服用汤剂的同时，因患者血浆蛋白低，血浆总蛋白为56g/L，白蛋白25g/L，白球比0.81，随予静脉滴注白蛋白10g，以纠正低蛋白血症。3日后大便转为每日或2日一行，且较通畅，观察2周后出院。

按：便秘一证有虚实之分，虚秘又有气虚、阴虚之别。增液汤所治便秘主因肠道阴血亏虚，致使肠道干涩，粪屎不下而致，用此方增益津液，清热润燥通便，为其正法。增液汤中三药："独取玄参为君者，玄参味苦咸微寒，壮水制火，通二便，启肾水，上朝于天，其能治液干，固不待言。""麦冬主治心腹结气，伤中伤饱，胃络脉绝，羸瘦短气，亦系能补能润能通之品，故以为之佐。""生地，亦主寒热积聚，逐血痹，用细者，取其补而不腻，兼能走络也；三者合用，作增水行舟之计"，故汤名增液，合而用之增水行舟以通便秘。[36]

11. 焦某某，男，70岁，1982年5月因外感风热，症见头痛、咽痛、发热，汗出全身不适，纳差。近来反复高热，谵语，腹痛腹胀，大便15天未通。曾在当地医院静脉滴注葡萄糖氯化钠溶液加维生素C，口服果导片泻下药数天未排便，自备大黄50g水煎服仍无排便之感。家人视其年龄较大，病情较重，久治未愈已料理后事。临床症状：面色潮红，全身发热，口唇燥裂，口渴频频少许冷饮。全腹胀满能触及粪结之感伴压痛。舌红绛无苔，脉洪大有力。药物组成：玄参30g，生地24g，麦冬24g，大黄10g，芒硝10g，枳实10g，厚朴10g，陈皮6g，甘草6g。用法：芒硝（溶化）、大黄（酒制后煎）。告诉家人水煎后先服一剂，若不排便将2剂药合煎分次频服。家人一开始2剂药合煎一次服下，服后约2小时患者自感肠道蠕动有矢气，排便若"羊屎"表面带黏液，质较硬，便后患者自感全身舒畅，上述诸症已消。欲求食物，将食小米粥一碗，下午服第2剂药排便1次粪结伴水样，一周后痊愈。

按：患者年高病久持续阳明热盛，热极伤阴，阴液亏损，燥屎难下，属于虚实兼杂，但从整体观察，面色潮红，脉洪大表示正气旺盛现处在正邪相争。本来先缓下如不排便再急下，所谓"急下存阴"。一开始就用急下，因患者病情较重，燥热内盛，故予急下取效。[37]

12. 患者，女，72岁，2005年8月12日初诊。便秘、腹胀、食欲欠佳反复发作5年。现大便干燥量少，排出困难，便意缺乏，无肠蠕动的感觉，肠鸣音少，大便3~4天一次，甚则每周一次，经常服用"通便灵"、"麻仁润汤丸"等，效果欠佳，舌质淡苔白腻，脉沉细。证属脾肾虚弱，气阴不足。治以健脾补肾，益气养阴。处方：生黄芪30g，当归10g，肉苁蓉15g，瓜蒌30g，生地20g，升麻6g，白芍15g，玄参30g，鸡内金10g，砂仁（后下）6g，焦三仙各10g，大腹皮10g，枳壳10g，厚朴10g，郁李仁12g。水煎服，每日1剂。1周后自觉腹胀减轻，肠鸣音较前增多，有肠蠕动的感觉，大便2~3天一次，干燥好转。效不更方，连服3周，腹胀消失，食欲渐增，大便基本每日一次，大便量明显增多，亦不干燥，患者甚为满意。

按：肾主五液，开窍于二阴而司二便。如肾阴虚，则人体内津亏液少，不能滋润肠道，"无水行舟"而便秘；如肾阳虚，则温煦失权，寒凝肠胃，造成津液不化，肠失濡润，肠蠕动减慢而便秘。老年人肾气衰，所以也常发生肾虚便秘。"济川煎"（《景岳全书》方）具有温肾益精、润肠通便的功效。方中肉苁蓉温肾益精，暖腰润肠；当归养血和血，润肠通便；牛膝补肾强腰，性善下行；枳壳下气宽肠而助通便；尤妙在稍加升麻以升清阳，清阳升则浊阴自降，配合诸药，以加强通便之效。增液汤具有滋阴清热、润燥通便之功。老年便秘患者多伴有大便干结量少症状。故方用玄参味苦咸微寒，壮水制火通二便；麦冬、生地亦系能补能润能通之品；三者合用，作"增水行舟"之计。[19]

13. 张某某，女，78岁，离休干部。2005年10月20日初诊。老抠多年不明原因大便秘结，每3~5日甚或1周大便一次，易医数十枉效。服大黄或番泻叶水排便，初服即效，续服无功，常须灌肠排便。诊时患者呻吟，腹胀少食，肛门坠逼，诉已1周未大便，指检肛内积粪成团且硬，当即用手抠散并掏出积粪，再灌肠排便。后经纤维结肠镜检查，见肠壁附有厚厚一层粪便，镜下放水冲之不散。诊得舌质老敛，苔薄黄燥，脉沉涩少力。此年老气营两亏，肠蠕动减弱，致上焦不通，津液不下，故粪不应时下而反生他症矣。拟益气和营，润燥生津。黄芪、白术、太子参、枳壳各30g，黄芩、白芍各20g，生地、麦冬、玄参、桃仁各15g，火麻仁1鲍，柴胡5g。文火煎煮，2日1剂。3剂后复诊，服药后第二天大便1次，后间日1次，饮食量增，肛无坠逼，诊得苔已不燥，脉沉和缓。告之年老病久，不可大意，仍需服药以巩固疗效，将原方黄芩易草决明30g，嘱其每日服2次，10天后若能自解大便，每天改服1次，坚持服药2个月，并养成定时大便习惯。今年3月电告曰："停药半月，自能排便，需再服药否？"告之病既已愈，可停药矣。

按： 老年便秘，男女皆有，原因虽多，但总由脏腑气血皆虚，肠蠕动减弱，废渣不得下行，而致上焦不通，津液不下，故大便不能应时而下。本例用参、芪、白术补气固本，强脾和胃；仿吴鞠通玄、麦、生地增水行舟、润燥生津；遵仲景柴胡理气滞、通上焦；黄芩清肺热、达下焦；另增白芍苦酸养阴、和里缓急；枳壳量重激活胃肠运动；桃仁、火麻仁活血润燥滑肠。此气足营和，三焦通达，胃肠复常，岂便秘不愈耶。[34]

便秘的发病与中老年肠道解剖及生理功能改变有一定关系，由于中老年肠肌张力降低，肠蠕动力减弱造成食物残糜在肠道停留时间过长，水分被吸收，粪便变得较硬而难以排出。粪便在肠内滞留时间过长，肠内腐败菌产生腐败物质如氨、硫化氢、吲哚、亚硝胺、内毒素等，这些腐败物质被机体吸收进入血液后，可导致头晕、乏力、失眠、色素沉积、老年痴呆等病证的发生；粪便干硬，排便困难，排便时用力，可导致肛裂、痔疮、妇女子宫下垂等病变。中医认为便秘主要是由于素体脾虚或病后脾胃虚弱，缺乏中气的推动之力，不能建立正常的胃、结肠反射机制，导致大肠传导无力；肾虚司大肠的功能失常；各种原因引起的阴血不足；胃肠积热、饮食停滞；中老年人气血衰退及不良的生活起居习惯等因素而导致便秘的发生。中医药对中老年便秘的治疗多采用"以泻为主"、"增液行舟"等治疗方法，但远期疗效欠佳，过量运用泻下药甚至可造成"泻性结肠"我们在临床上应当看到本病多为脾胃气虚，中气不足，导致肠道运转无力，加之中老年阴津不足，肠道涩滞，运行不畅所致。采用增液汤合补中益气汤加减治疗以补中益气、升阳举陷、滋阴通便，方中黄芪、党参、白术补益肺脾之气，使肠道运化有力；柴胡、升麻升清降浊使气旺而推动糟粕下行；陈皮、枳壳理气，当归和血，三仙健胃消食化积；玄参、麦冬、生地滋阴生津，增液通便。诸药合用，共奏补气健脾，滋阴生津，润肠通便之功。

14. 姚某，女性，78 岁，1998 年 8 月 20 日就诊。患者便秘 1 月余，每 5～6 天一行，小便黄，纳呆，口干，腹胀，心烦，苔少，脉细数。用枳术增液汤水煎服 1 剂，6 小时后秘结自通。继服 6 剂，症状消失。随访半年未复发。

按：便秘是老年人常见病，它能影响患者的身心健康和生活规律。其病机多为热邪伤津而致，治宜滋阴润燥通便。枳术增液汤以玄参咸寒润下为君，伍以麦冬之甘寒滋润，生地之滋阴壮水，三者均属质润多汁之品，共奏滋阴清热、润燥通便之功。另加枳实行气散结，消痞除满，加速排泄热结；加炒白术健脾益气，渗湿通便；肉苁蓉滋阴补肾，温阳通便，恢复肠动力。[25]

15. 王某，男，50 岁，2000 年 3 月 2 日诊。患糖尿病 2 年，近 1 年来伴大便秘结。平时服格列吡嗪、二甲双胍控制血糖，近期空腹血糖控制在 8mmol/L 左右。大便干结，甚则如羊屎状，数日一行，腹胀不适，口干欲饮，纳可、舌质红、苔薄黄少津，脉细证属消渴病阴虚津亏，肠道失濡，无水行舟。治以养阴润燥，增液行舟。药用生地、麦冬、炒枳实、决明子、枳壳各 15g，玄参、全瓜蒌 30g，火麻仁 10g。日 1 剂，水煎，早晚分服。药进 7 剂，随访半年，便秘未再复发。

按：糖尿病并发便秘，西医认为是糖尿病影响植物神经，致肠蠕动减慢，大便在肠道内停留时间过长所致。一般患者常采用西药便塞停，或开塞露、番泻叶等治疗，但只能解一时之苦。中医认为阴虚燥热是便秘的基本病机。阴虚燥热灼津，肠府失润，无水行舟，便秘乃作。治疗以增液汤增其津液，炒枳实、枳壳理气通腑；全瓜蒌、决明子、火麻仁增强其清热润燥之力，诸药合用滋阴增液，润燥通腑，使津液充足，肠府得濡而大便自通。[28]

16. 李某，24岁。1999年5月20日初诊。产后4周大便燥结，数日不解，口苦咽干，烦热少寐，腹胀满。舌红少津，苔薄黄，脉细数。中医诊断：产后大便难。证属：阴虚内热，肠道燥结。治以滋养阴液，润燥通便，兼清虚热。方用增液汤加味：玄参、麦冬、生地各15g，火麻仁12g，枳实6g，大黄8g（后下）。水煎服，每日1剂。1剂后大便解，4剂后痊愈。

按：患者由于分娩时失血较多，伤及阴液，津液亏虚，肠道失于濡润，而致大便不通。此方养阴润燥通便，标本兼治，故取效较捷。[38]

三、肠梗阻

肠梗阻指肠内容物在肠道中通过受阻，为常见急腹症，可因多种因素引起。起病初梗阻肠段先有解剖和功能性改变，继则发生体液和电解质的丢失、肠壁循环障碍坏死和继发感染，最后可致毒血症休克死亡。其病因有肠外因素、肠管本身因素、肠动力因素、肠系膜动脉栓塞或血栓形成和肠系膜静脉血栓等。肠梗阻按其发生的基本原因可分三类：①机械性肠梗阻。②动力性肠梗阻。③缺血性肠梗阻。其典型症状为腹痛、呕吐、腹胀、便秘和停止排气，但在各类肠梗阻中轻重并不一致。

【病案举例】

某男，24岁，2002年7月13日因腹部绞痛而诊。患者腹痛，腹胀，拒按，X线透视示"不全性肠梗阻"。外科欲以"肠梗阻"收住院手术治疗，患者要求中医药治疗。患者大便3天未解，小便通畅，舌红，苔黄，脉弦。中医诊断为腹痛，给予增液承气汤1剂急煎服，药后不久排出大量粪便。便后腹痛渐解，腹软，无按压痛，病愈。

按：此例梗阻是因粪便阻塞引起，属中医阳明腑实证，治以滋阴通便，用增液承气汤中增液汤增水行舟，大黄攻下，芒硝软坚散结。诸药合用达清肠热通大便的作用。腑气通畅肠梗阻即愈。若为完全性肠梗阻则应积极手术治疗。[39]

四、肠易激综合征

肠易激综合征（IBS）指的是一组包括腹痛、腹胀、排便习惯改变和大便性状异常、黏液便等表现的临床综合征，持续存在或反复发作，经检查排除可以引起这些症状的器质性疾病。本病是最常见的一种功能性肠道疾病，在普通人群进行问卷调查，有IBS症状者欧美报道为10%~20%，我国北京一组报道为8.7%。患者以中青年居多，50岁以后首次发病少见。男女比例约1∶2。IBS的病因尚不明确，找不到任何解剖学的原因。情绪因素、饮食、药物或激素均可促发或加重这种高张力的胃肠道运动。中医学虽无此病名，但根据临床表现多属"泄泻"、"便秘"、"腹痛"范畴。本病病位在脾胃与大肠，多由感受外邪、饮食所伤、七情不和及内脏虚弱所致。脾胃阴虚型患者一般病程较长，年龄较大。多因腹泻时没有合理使用抗生素造成便秘，影响肠道功能所致本证患者除大便带少许黏液外，其余检查均属正常。

【临床应用】

尚氏运用增液汤和麻仁丸治疗脾胃阴虚型便秘 10 例。证见腹痛便秘，数日一行，粪如羊矢，外裹黏液，少腹结块聚散无常，按之胀痛，形体瘦弱，饥不欲食，口干喜饮，搜频色黄，舌红、苔黄少津，脉细数。此乃胃肠积热，灼伤津液，以致脾胃阴虚，大肠津液不足；治以养阴润便。方用麻仁丸合增液汤加味；生地、玄参、麦冬、枳壳、麻仁、白芍、厚朴、杏仁、当归、瓜蒌仁、柏子仁各 10g，熟军 8g。若兼气虚者加黄芪 15g。经麻仁丸合增液汤加味治疗后有 6 例痊愈、3 例好转，1例无效，似可说明此类药物通过滋阴润便的作用，调节了肠道功能，从而症状获得改善。[40]

五、胃出血

胃出血俗称上消化道出血，40% 以上是由胃、十二指肠溃疡导致，工作过度劳累、日常饮食不规律、情绪异常紧张等有消化道病史的人群容易发病；其次是急性出血性胃炎导致的胃出血，这两种原因导致的胃出血大部分经过正规治疗后都能得到有效救治。另外是肝硬化导致的胃出血，肝硬化患者一般都会发展成食管胃底静脉曲张，如果再食用粗糙食物、情绪过度刺激，食管胃底的静脉血管爆裂就会发生大出血。胃出血的死亡率高达 10%。

【病案举例】

华某，女，54 岁，1992 年 12 月 25 日以上腹痛、恶心、呕吐鲜血住某医院，经对症治疗，于休克纠正后回家静养，出院时大便潜血仍为阳性。因不思饮食求治中医。求诊时已 5 天不进饮食，患者无神乏力，面色苍白，干瘦，呼吸表浅，脉搏隐约可得，心音微弱，上腹中部有压痛，血压 60/22.5mmHg，舌质暗，苔灰黄而干裂。辨证为气不摄血，阳衰阴亏。治宜益气复脉，生津增液，温中摄血。用生脉散合增液汤、黄芪建中汤合十灰散加减（处方：黄芪、甘草、芍药、桂枝、侧柏叶、茜草、大黄、当归、海螵蛸）。两组方剂交替使用，每日各服 2 次。2日后大便潜血转阴，血压 75/45mmHg，进流食，脉稍可。原方去茜草加煅瓦楞、扁豆、茯苓，仍与生脉散增液汤交替服用，5 日后血压 112.5/60mmHg，可进食并下地活动，停生脉散增液汤，原方去大黄加党参再服 10 剂，以巩固疗效，后改人参养荣丸加香砂养胃丸加以调理，随访 2 年未见复发。[41]

按：本案患者因胃出血，津血丢失，气血两伤，出现无神乏力，面色苍白，干瘦，呼吸表浅，脉搏隐约可得，心音微弱，血压下降，舌苔干裂。运用生脉散合增液汤，用玄参，麦冬，生地，五味子能滋阴养血，黄芪建中汤合十灰散加减，黄芪、甘草、芍药、桂枝能养胃生血。

六、急性胃肠炎脱水

脱水是急性胃肠炎的严重症状之一。急性胃肠炎是夏秋季的常见病、多发病，多由于细菌及病毒等感染所致。主要表现为上消化道病状及程度不等的腹泻和腹部不适，随后出现电解质和液体的丢失。本病属于中医"呕吐、腹痛、泻泄"等病证范畴。其临床表现主要为恶心、呕吐、腹痛、腹泻、发热等，严重者可致脱水、电解质紊乱、休克等。患者多表现为恶心、呕吐在先，继以腹泻，每日 3～5 次甚至数十次不等，大便多呈水样，深黄色或带绿色，恶臭，可伴有腹部绞痛、发热、全身酸痛等症状。

【病案举例】

牟某，男，64 岁，1993 年 8 月 10 日初诊。患者因饮食不洁，致腹泻水样便、恶心、呕吐 4 日，日均十余次，自服诺氟沙星、盐酸小檗碱。求诊时吐泻已止，但萎缩倦卧，气息微弱，血压 42/19.5mmHg，脉细如游丝，重按不取，舌瘦缘红，苔黄干，皮肤松弛，眼球深陷，呈深度脱水状态。证属阴损阳亏，元气欲脱。急用生脉散以复损耗阳气，增液汤以滋生阴液，加白术、香橼、肉豆蔻以鼓胃气，另以淡盐水加红糖频频饮用，服药 3 剂后可以坐起，血压升至 112.5/42mmHg，再予调理脾胃，扶持阴阳，3 日后康复。[41]

按：本例患者吐泻失液，津液耗伤，津伤气脱，出现萎缩倦卧，气息微弱，血压 42/19.5mmHg，脉细如游丝，重按不取，舌瘦缘红，苔黄干，皮肤松弛，眼球深陷，呈深度脱水状态。用生脉散（麦冬，五味子，人参）益气养阴，增液汤（生地，玄参，麦冬）养阴生血，两方合用滋生津液。加用白术、香橼、肉豆蔻化湿行气，利于津液的代谢正常。

七、结核性腹膜炎

结核性腹膜炎是由结核杆菌感染引起的慢性、弥漫性腹膜炎。结核性腹膜炎绝大多数继发于其他器官的结核病变。本病的感染途径可由腹腔内结核直接蔓延或血行播散而来。前者更为常见，如肠结核、肠系膜淋巴结核、输卵管结核等，均可为本病的直接原发病灶。女性多于男性，可能由于盆腔结核逆行感染所致。本病临床表现主要有发热、盗汗、消瘦、腹胀、腹痛、腹腔肿块等。

本病属于中医"瘰疬"、"积聚"、"鼓胀"、"腹痛"之类。其病因有禀赋素弱、感受痨虫，劳倦内伤、正气虚损，久病失养、气血不足，或感受外之痨虫，或机体内病灶复燃。其病因在于劳倦内伤，正气虚损，痨虫入侵，留着不去，耗气伤阴，致脏腑功能虚弱，三焦决渎失职，水湿内聚，气滞血瘀所致。治疗当辨证分型论治之，或泄热通腑，或疏肝理气止痛，或益气养阴，或行气化湿、宽中利水，或活血化瘀、软坚散结等。

【病案举例】

黄某，女，55岁，患腹痛、腹泻已3个月有余，在某医院治疗效果不明显，渐出现头晕、目眩、耳鸣，不进饮食，卧床不起已一周。就诊时呈衰竭危笃状态，无神，眼陷，腹膨隆，有压痛及柔韧如揉面感，大便粘腻有排不尽感，血压75/37.5mmHg。脉细濡，舌暗苔黄厚，属湿热泄泻，日久而致津液耗损。以生脉散、增液汤加健脾燥湿之品治疗，处方：人参、玄参、麦冬、生地黄、五味子、扁豆、黄芪、连翘、白及、白术，上方服3剂热象已减，去连翘，加丹参、延胡索、桂枝，再服五剂，危相已解，腹泻、腹痛大减，血压97.5/60mmHg，可坐起进食，守方又服3剂，可下地活动，后经西医诊断为结核性腹膜炎，予链霉素、抗痨药治疗3月余，情况见好，能操持家务劳动。[42]

按： 本例患者腹痛，腹泻3月，津液耗伤严重，出现失神状态。以生脉散，增液汤滋养津液为主，兼加人参、黄芪、白扁豆、白术益气补虚，用连翘、白及、丹参解毒止血活血。热象渐消以后，延胡索、桂枝温阳行血，阳中求阴。气津待复湿热毒邪待消后，故诸症见消。

八、糜烂性胃炎

糜烂性胃炎常和消化性溃疡、浅表性或萎缩性胃炎等伴发，亦可单独发生。慢性胃炎通常又可分为浅表性胃炎、萎缩性胃炎和肥厚性胃炎。本病病程迁延，大多无明显症状和体征，一般仅见饭后饱胀、泛酸、嗳气、无规律性腹痛等消化不良症状。确诊主要依赖胃镜检查和胃黏膜活组织检查。本病常见于成人，脾胃虚弱为其内在因素，饮食不节、情志所伤、劳逸过度为其诱发因素。饮食不节，积滞不化，郁遏气机；忧思恼怒，肝失疏泄，气滞胃脘；过度辛劳则耗耗伤气血，过度安逸则气机不舒。

【病案举例】

梁某，男，31岁，1998年4月12日因"胃脘部胀痛2年余"就诊。症见胃脘胀痛，逢食面条等碱性之品痛剧，消瘦乏力，口干苦，纳呆，寐尚可，大便秘结，小便黄。行上消化道X光钡餐透视，诊为糜烂性胃炎。既往慢性荨麻疹病史5年余。诉全身风疹块以头皮、胸腹、四肢为主，夜长昼消，寒重热轻。舌质红，苔中根薄黄腻，脉细滑。证属阴液不足，湿热内滞。治宜滋补阴液，除湿行滞。投增液汤合平胃散加味：玄参15g，麦冬15g，生地黄15g，陈皮12g，苍术15g，厚朴12g，甘草3g，乌梅10g，白蔻仁10g，薏苡仁30g，绿豆30g，竹叶12g。服药1周后，惟大便仍秘结外，余症稍减，以上方去绿豆加女贞子30g。20d后，大便正常，余症大减。以上方为主方加减，时或与三仁汤化裁交替治疗至该年底，胃痛除，纳可，体重增加5kg；风疹块已消，慢性荨麻疹竟获痊愈。为巩固疗效，仍以增液汤合平胃散酌加二至丸、导赤散或当归、薏苡仁、大腹皮、牡丹皮、蝉蜕、绿豆等药与归芍香砂六君子汤间断治疗半年后停药至今，未复发。[43]

按：患者患病2年余，病程较长，久病体虚，脾胃虚弱而见纳呆、消瘦乏力之症，久病脾胃虚弱，阴液不足，故大便秘结。此外由于湿热内滞，郁而化火，灼伤阴血，致使阴血不足而发病。治以增液汤滋阴增液，平胃散除湿行滞。方中玄参、麦冬、生地、乌梅滋阴增液生津，陈皮、苍术、厚朴化湿行气，白蔻仁、薏苡仁、竹叶、绿豆渗利湿热，甘草调和诸药。药后大便仍秘结，余症减，去绿豆加女贞子加强滋阴之力。继服20天，大便正常，余症亦减。继用上方加减运用而获全效。

九、慢性胃炎

慢性胃炎是以胃脘部疼痛，反复发作，病程较长为特点的一种病症，系由不同病因引起的胃黏膜的慢性炎症或萎缩性病变，其实质是胃黏膜上皮遭受反复损害后，由于黏膜特异的再生能力，以致黏膜发生改建，且最终导致不可逆的固有胃腺体的萎缩，甚至消失。本病十分常见，约占接受胃镜检查患者的80%～90%，男性多于女性，随年龄增长发病率逐渐增高，其发病率居各种胃病之首。属中医学"胃痞"、

"胃脘痛"、"反酸"、"嘈杂"等范畴。

【病案举例】

1. 张某某，女，40 岁，反复发作胃脘隐痛 4 年，曾经中西药治疗效果欠佳。胃镜诊断：慢性浅表性胃炎。口干欲饮，纳差，大便时有干燥，舌红少津，脉细。诊为：胃痛。属胃阴亏虚，治以养阴益胃。处方：玄参 20g、麦冬 20g、生地 20g、沙参 20g、石斛 10g、黄精 20g，乌梅 15g、山楂 15g、麻仁 15g，甘草 6g。水煎服，1 日 1 剂，服 8 剂后，胃痛明显减轻。口干，纳差，大便干燥均好转。上方去麻仁，加山药，续服 16 剂，胃痛止，纳食尚可，大便正常。随访 1 年未见复发。

按：胃痛日久，胃阴受损，胃失濡养则胃痛隐隐；阴虚津少，无以上承，则口干；阴虚液耗无以下溉则大便干燥。故运用玄参、麦冬、生地、沙参、石斛、黄精、乌梅、山楂、甘草养阴生津酸甘化阴，又固气能生津，故再加一味既能补气又能补阴之品山药，脾胃之气健旺，化生的津液便充盛，津液充沛，胃阴充足，则胃痛等诸证消失。[42]

2. 刘某，女，39 岁。患慢性萎缩性胃炎近 10 年，经常胃脘作痛，纳差，腹胀。曾服香砂六君子汤等方多剂，初服尚可取效，以后便无疗效，服多种治胃炎之西药，效果亦不满意。近年来症状加重，服药无效，怀疑病情恶化，遂来就诊。望其形体消瘦，乏困无力，问其胃隐隐作痛，进食则疼痛加重，脘腹胀满，不思饮食，口干，时有恶心，不泛酸，大便干量少。舌红苔少、舌体瘦小，脉细弱无力。胃镜提示：慢性萎缩性胃窦炎。中医诊断：胃痛。证属脾胃阴虚。治以养阴益胃。方用增液汤加味：玄参、麦冬、生地、沙参、白芍、川楝子、延胡索、莱菔子、白扁豆、陈皮各 10g，甘草 6g。水煎服，每日 1 剂。服 4 剂后症状缓解，继用上方调服 20 剂后，诸症消除，纳食正常，体重增加，精神饱满。

按：脾喜燥而恶湿，胃喜润而恶燥。脾主升胃主降。患者忧思多疑，阴血暗耗，本为阴亏之体，又常服香燥之品，更伤阴液，致使脾胃阴虚更甚，中焦升降失司，胃络失养，因而导致胃脘隐痛、纳差等症，长时不得缓解。用增液汤合芍药甘草汤、金铃子散等共奏养阴益胃、理气、止痛之功，故而疗效满意。[38]

十、结肠黑变病

结肠黑变病系结肠黏膜大量棕黑色素沉积引起的非炎症性病变，临床少见。以便秘、腹胀、下腹部隐痛、纳呆等为主要临床表现，结肠镜检查可确诊。随着人民生活水平的提高，结肠黑变病的发病率升高。本病可能与生活水平提高、脂肪、蛋白质摄入增加，纤维素摄入减少，便秘患者增多，以及直肠前突、直肠内套叠、结肠传送功能减慢而致排粪困难，大量滥用泻剂有关，尤其有蒽类泻剂是引起黑变病的主要原因。患者多有腹胀、便秘及排粪困难，少数患者有腹部隐痛及食欲欠佳。以往黑变病侵犯了肠壁神经丛，使黏膜内神经丛产生退行性改变有关，并认为与电解质紊乱亦有一定的关系。结肠黑变病是一种可逆性疾病，解除便秘及排粪困难的原因，如多吃蔬菜、水果等含纤维多的食物，以及多喝水、多锻炼，减少便秘或排粪困难。

【临床运用】

周氏运用增液汤加味治疗结肠黑变病。4 例中，男女各 2 例，年龄在 54~66 岁之间，病程 4~7 年。均因习惯性便秘，长期服用大黄、番泻叶等泻药，致使阴津大亏，来诊时均有程度不同的阴虚燥热证候，故选用增液汤加味治疗。基本方：生地、麦冬各 20g，玄参 30g，熟地、制首乌、白芍、麦芽各 10g，炒枳壳 6g。兼有肝肾不足加女贞子、旱莲草；胃阴虚加北沙参、石斛；气虚加党参、山药；血虚加当归；血瘀加桃仁、红花；气滞加大腹皮、枳实。[44]

【病案举例】

任某，男，66。1998 年 3 月 23 日初诊。便秘、腹胀 7 年，1993 年起每日靠服用大黄苏打片排便，因用药量日趋增大，症情日重而来诊。经电子结肠镜检查，确诊为全结肠黑变病。诊见便秘三五日一解，干燥如栗，日服大黄苏打片 10~20 片，大便尚努责难行，腹胀，少腹隐痛，纳呆口干，素有头晕、耳鸣、腰膝酸软等症。舌质红细裂、苔少干涸，脉细小数尺虚。证属肝肾阴虚，津枯肠燥，传导失司所致。治宜滋养肝肾，增液行舟。拟增液汤加味：生地、麦冬各 20g，玄参 30g，熟地、制首乌、白芍、麦芽、女贞子、旱莲草、怀牛膝各 10g，炒枳壳 6g。每日 1 剂，分 2 次服。上方治疗 1 周后，诸症缓，大便每日 1 次，仍干燥努责，腹胀依然。原方去白芍，加大腹皮、郁李仁各 10。调治 3 月后，诸症悉除，乃停药。1999 年 8 月 24 日复查电子结肠镜示：结肠黏膜黑色素沉着已完全消失。随访至今，便秘诸症未再发。[44]

按：本例患者证属肝肾阴虚，津枯肠燥，传导失司所致。故以增液汤配伍滋补肝肾之品，滋润结合，方中增液汤增水行舟，使肠道得润，大便得通；熟地、制首乌、女贞子、旱莲草、怀牛膝白芍养血滋阴；麦芽、炒枳壳消食和胃，防滋补药滋腻碍胃，全方合用，共奏增液行舟、滋养肝肾之效。

十一、消化性溃疡

消化性溃疡主要指发生于胃和十二指肠的慢性溃疡，是一种多发病、常见病。溃疡的形成有各种因素，其中酸性胃液对黏膜的消化作用是溃疡形成的基本因素，因此得名。酸性胃液接触的任何部位，如食管下段、胃肠吻合术后吻合口、空肠等。绝大多数的溃疡发生于十二指肠和胃，故又称胃、十二指肠溃疡。

胃溃疡好发于中老年人，十二指肠溃疡则以中青年人为主。男性患消化性溃疡的比例高于女性。近年来，随着强效抑制胃酸分泌的 H_2 受体阻断剂和胃黏膜保护剂等药物的开发，消化性溃疡的死亡率已经逐年降低了。和胃溃疡相比，患十二指肠溃疡的人更多，约为胃溃疡的 3 倍。近年来，城市中患十二指肠溃疡的人数有所增加。本病属中医"胃痛"、"胃脘痛"、"心下痛"之类，其病因一般认为与情志所伤、饮食所伤、脾胃虚弱、生活不规律、吸烟、酗酒等有关。

【病案举例】

1. 陈某，男，30 岁，1997 年 4 月 24 日初诊。病者既往有胃脘痛病史多年。曾作胃镜检查为十二指肠球部溃疡，平素每因情绪不佳而症状加剧，每次发作时胃脘灼痛，吞酸嘈杂，口干咽燥。每次发作服丹栀逍遥散加味可以缓解，近 2 周胃脘痛再次发作，服上方未见好转而来诊。诉胃脘部疼痛，口干不欲饮，大便秘结，3～5 天一解，饥不欲食，心烦，舌红干，脉弦细。西医拟诊为十二指肠球部溃疡，辨证为胃阴虚胃痛，治以养阴和胃，缓急止痛。处方：玄参、麦冬、生地、淮山各 20g，麦芽、石斛、玉竹、延胡索、知母各 15g，白芍 30g，炙甘草 6g。2 剂。二诊，胃脘痛明显改善，胃纳好转，大便通畅。再进 3 剂后症状基本消失。嗣后继以益胃汤常服调理，随访半年未见发作。

按：十二指肠球部溃疡属中医学胃痛范畴，性情波动及精神紧张是常见的诱发因素。病者既往发作每服丹栀逍遥散加味有效，然胃痛日久，郁热伤阴，胃络失养，脉络拘急而作痛，故再沿用前方不能取效，改用增液汤加味养阴益胃、缓急止痛而获痊愈。[45]

2. 徐某，女，83 岁。1999 年 8 月 28 日初诊。自诉胃脘灼热不适感反复 1 个月余，伴口干，头昏乏力，夜寐欠佳，纳食少，大便结，小便调。舌质红，苔少，脉弦细。前医以四君子汤加黄连、蒲公英、制大黄等 6 剂，除大便结减轻外，余症无好转。证属胃阴不足，治拟滋阴清热，润燥通便。予增液汤加味：炒生地 20g，玄参 10g，麦冬 10g，南沙参、北沙参各 10g，石斛 10g，当归 10g，炒白芍 15g，柏子仁 15g，制大黄 10g，绿萼梅 5g，佛手 5g，夜交藤 20g，太子参 15g。服 2 剂后，胃脘灼热不适感明显减轻，精神睡眠好转，二便正常。效不更方，续服 4 剂，诸症消失。

按： 该患者年老，口干便结，舌红苔少，故辨证为胃阴亏虚，阴虚生内热，所以其胃脘灼热感为虚热，而非实热，因此前医以黄连、蒲公英清热无功，而以增液汤加味，壮水之主以制阳光，大剂养阴见效。[46]

十二、黄疸

以白睛、皮肤黏膜、小便发黄为特征的一组症状。多因外感湿热、疫毒，内伤酒食，或脾虚湿困，血瘀气滞等所致。一般按病之新久缓急与黄色的明暗等分为阳黄与阴黄。黄疸为肝胆病变的常见症状，胰的病变，大量血液损害，稻瘟病等亦可出现黄疸。凡以黄疸为主要表现的疾病，可归纳为黄疸病类。黄疸外因多由感受外邪，饮食不节所致，如《诸病源候论·急黄候》指出："脾胃有热，谷气郁蒸，因为热毒所加，故卒然发黄，心满气喘，命在顷刻，故云急黄也"。如《金匮要略·黄疸病》说："谷气不消，胃中若浊，浊气下流，小便不通，……身体尽黄，名曰谷疸"。宋·《圣济总录·黄疸门》说："大率多因酒食过度，水谷相并，积于脾胃，复为风湿所搏，热气郁蒸，所以发为黄疸"。内因多与脾胃虚寒，内伤不足有关，内外二因又互有关联。阳黄多因湿热蕴蒸，胆汁外溢肌肤而发黄；如湿热夹毒，热毒炽盛，迫使胆汁外溢肌肤而迅速发黄者，谓之急黄；阴黄多因寒湿阻遏，脾阳不振，胆汁外溢所致。如《类证治裁·黄疸》篇说："阴黄系脾脏寒湿不运，与胆液浸淫，外渍肌肉，则发而为黄"。此外，积聚日久不消，瘀血阻滞胆道，胆汁外溢，也可产生黄疸。如《张氏医通·杂门》指出："有瘀血发黄，大便必黑，腹胁有块感胀，脉沉或弦，大便不利，脉稍实而不甚弱者，桃核承气汤，下尽黑物则退"。

黄疸的病机关键是湿。从脏腑方面，主要脾胃肝胆，且往往由脾胃涉及肝胆，脾主运化而恶湿，如饮食不节，嗜酒肥甘，或外感湿热之邪，均可导致脾胃功能受损，脾失健运，湿邪壅阻中焦，则脾胃升降失常，脾气不升，则肝气郁结不能疏泄，胃气不降，则胆汁的输送排泄失常，湿邪郁遏，导致胆汁浸入血液，溢于肌肤，因而发黄。此外，常有因砂石、虫体阻滞胆道而导致胆汁外溢发黄者，病一开始即见肝胆症状，其表现也常以热证为主，属于阳黄范围。其治疗重在清胆利湿已退化，根据具体病情的不同，辨证以处之。

【病案举例】

吴某，女。71 岁。1998 年 9 月 17 日初诊。身目尿黄 4 日，伴发热，恶心，右上腹胀痛，纳呆，大便 5 日未行，舌质红绛无苔，脉细数。查体：体温 38.5℃，皮肤巩膜黄染，浅表淋巴结未及，心肺听诊无异常，腹平软，可及肿大的胆囊，墨菲征阳性，肝脾未及。实验室检查：白细胞 35.6×10⁹/L，中性粒细胞 0.92，淋巴细胞 0.8。肝功能检查：总胆肝素 167.5μmol/L，谷丙转氨酶 82U/L，HBsAg（－）。B 超示：①胆总管结石伴肝内外胆管扩张。②胆囊内泥沙样结石。中医诊断黄疸，辨证为阴亏热结，治法宜滋阴增液，泄热通便。方用增液汤加味：妙生地 30g，玄参 15g，麦冬 10g，南沙参、北沙参各 15g，制玉竹 10g，石斛 10g，制大黄 15g，瓜蒌仁 15g，金钱草 30g，生鸡内金 5g，忍冬藤 15g，蒲公英 15g，连翘 10g，4 剂。因其发热、血白细胞明显升高，故同时予洁霉素、灭滴灵抗炎及能量支持 4 日。二诊：热退，黄疸腹胀痛稍减，偶感恶心，纳少，大便已通，舌质红，苔光，脉细。上方去连翘、忍冬藤、蒲公英，加海金沙 15g，茵陈 15g，地龙 10g，姜半夏 10g，炒麦芽 15g，6 剂后，身目尿黄明显消退，腹痛已止。复查 B 超示：胆总管结石已消失，胆囊内泥沙样结石伴炎症。再以上方加减，续服 11 剂，黄疸消退，肝功能复查正常。

按：沙石阻滞胆道所致黄疸，临床常用大柴胡汤加减治疗。但该患者舌质红绛，苔光，脉细数，为典型的阴亏热盛之征象。阴津大伤，无水舟停，故致结石形成，大便秘结；沙石阻滞胆道，胆汁不循常道而外溢，因而全身黄疸，用增液汤加南沙参、北沙参、玉竹、石斛大补阴液，助水行舟；制大黄、瓜蒌仁泄热通便；金钱草、生鸡内金、茵陈等清热利湿，排石退黄。由于方证合拍，故获良效。[46]

十三、急性胰腺炎

急性胰腺炎是由于胰腺消化酶自身消化所致的急性化学性炎症，多见于青壮年。临床以急性腹痛和血、尿淀粉酶增高为特点。为消化系统常见急症之一。本病按临床表现，可分为急性胰腺炎和急性复发性胰腺炎；按病理特征，可分为急性水肿型、坏死型和出血坏死型胰腺炎；按其病因又可分胆道性、乙醇性和手术后胰腺炎。

急性胰腺炎为临床常见病症之一，属于中医学"厥心痛"及"结胸"等范畴。其病变部位在肝、胆、脾、胃，其病机也由进展期的热毒内盛演变为正气虚弱，脾胃不和，湿热留恋，气血不调。西医学近年来研究证实，急性胰腺炎的发生与发展不一定或不完全取决于胰酶的消化，而与血循环障碍及炎症介质造成的脏器损坏有关。中医认为本病病因主要为饮食内伤，因饮食不节，过食生冷、油腻肥甘、醇酒厚味，致使脾胃损伤；或情志不舒，肝郁气滞，加之胆胰石积、蛔虫窜扰、阻滞津管，致使肝胆郁滞，横逆脾胃；或六淫外邪侵袭，其中以热邪、热毒、湿热之邪多见。病位主要在脾胃肝胆大肠，致使中下焦脏腑功能紊乱，最终引发本病。

【临床运用】

张氏中西医结合治疗急性胰腺炎恢复期 49 例，人院后，均即给予禁食水，胃肠减压，纠正水电解质酸碱平衡失调，应用抗生素，抑制胰酶分泌药物，痛甚者给予镇痛处理等。中药香砂六君子汤合增液汤加减：党参、白术、茯苓各 12g，砂仁、木香、柴胡、黄芩、延胡索各 10g，生地、玄参、麦冬、丹皮各 20g，丹参 15g。加减：热甚，加金银花、山栀；湿甚，加薏苡仁、苍术、藿香、佩兰；气虚甚，加黄芪；气滞甚者，加川楝子、乌药；血瘀甚，加桃仁、红花、三棱。上药水煎分早晚服，日 1 剂，20 天为 1 疗程。结果：痊愈 41 例（83.67%），好转 6 例（12.25%），无效 2 例（4.08%），总有效率 95.92%。[47]

按：治疗以健运脾胃，清化湿热，行气化瘀为大法。应用香砂六君子汤加减疏肝理气之品，可以增强胃肠蠕动，加快排除肠内残余有毒物积聚，减少肠内毒素的吸收，改善腹痛、腹胀等症状。各种胰腺炎均有不同程度的胰腺缺血及灌流不足。应用行气化瘀之品，尤其是丹参能抑制血小板的凝聚，降低血黏度，从而改善胰腺及胃肠道的微循环，增加胰腺血流量，促进胰腺炎症的吸收。在胰腺炎的急性期，由于禁食、水，使用大量抗生素等，耗伤气阴，阴津亏虚。故在治疗时顾护阴津，也应贯穿始终，合用增液汤。生地、玄参、麦冬均有清热凉血，滋阴生津的功效，能清除热毒，增加体液，提高人体细胞内线粒体的活性。诸药合用，共奏健运脾胃，养阴增液，行气化瘀，清泄余热之效，寓"补"寓"通"于方中，扶正而不恋邪，祛邪而不伤正。因此，我们认为在急性胰腺炎的恢复期治疗上，采用中西医结合是提高治愈率，缩短病程的有效措施。

第四节　内分泌系统疾病

一、糖尿病

糖尿病是由于胰岛素分泌绝对或相对不足而引起体内糖、蛋白质、脂肪代谢等异常的病证。该病以葡萄糖耐量减低、血糖增高和糖尿为特征。临床表现早期无症状，发展到症状期，临床上可出现多饮、多食、多尿、疲乏、消瘦等症候群，严重时发生酮症酸中毒。

本病属于中医"消渴"、"消瘅"范畴，中医对糖尿病的认识较世界各国都早，二千多年前《内经》中就有甘美肥胖易患消渴的记载，如《金匮要略》中提出消渴的症状和治疗："男子消渴，小便变多，水饮一斗，小便一斗，肾气圆主之。"又说："消渴饮水多，口干舌燥，白虎加人参汤主之。"《内外秘要》又说："渴而饮水多，小便数，有脂似麸皮甘者，皆是消渴病也。"唐宋之后把消渴病分为三消：如《医药心语》提出："多饮为上消，消谷善饥为中消，口渴小便如膏者为下消。"

其病因不外乎饮食不节、情志不调、劳逸失度、房室失节等。其基本病机是阴虚燥热，阴虚为本，燥热为标，二者互为因果，燥热甚则阴愈虚，阴愈虚则燥热愈甚。病变脏腑在肺、脾、肾三者之中可各有偏重，互相影响。上焦肺燥阴虚，津液失于输布，则胃失濡润，肾乏滋助；中焦胃热炽盛，灼伤津液，则上灼肺津，下耗肾阴；下焦肾阴不足，上炎肺胃，致使肺燥、胃热、肾虚三焦同病。早期阴虚火旺，中期伤气出现气阴两虚，晚期阴损及阳导致阴阳双亏。

【临床运用】

魏氏运用增液汤加减治疗糖尿病 10 例，其中男性 4 例；年龄在 21～30 岁 1 例，41～50 岁 2 例，51 岁以上者 1 例；女性 6 例：21～30 岁 1 例，31～40 岁 1 例，41～50 岁 2 例，51 岁以上者 2 例。病程：1 年以内者 6 例，1～5 年 2 例，5～10 年者 2 例，病程最短为 5 个月，最长为 7 年。诊断依据：主要以临床症候和尿糖阳性，血糖增高为依据。根据中西医结合的诊断以分型，选用增液汤加减进行辨症施治。方药：生地 50g、麦冬 30g、天花粉 50g、葛根 30g。加减：①上消：烦渴多饮，苔黄舌红，脉洪数，加生石膏 50g、知母 20g。②中消：多食善饥，舌红苔黄燥，加黄连 10g、黄芩 15g。如便秘，脉滑数有力，可去山萸肉、山药，暂加大黄 15g、玄明粉 15g。③下消：尿多如脂膏，酌加桑螵蛸 15g、益智仁 15g、五味子 10g、覆盆子 25g。肾阳虚：面色苍白，头晕，阳痿，舌淡苔白，脉细，去天花粉、石斛，酌加制附子 10～15g（先煎）、肉桂 3g（后下），仙灵脾 15g、菟丝子 15g、鹿角霜 15g。气虚：面色萎黄，倦怠气短，自汗，苔薄，质淡红，脉细软，去丹皮、天花粉，加党参（或人参）15g、黄芪 25g、白术 15g。[48]

【病案举例】

1. 胡某，男，66 岁，患糖尿病 5 年。自觉口渴欲饮，多食，尿频量多，面色晦暗，消瘦乏力，胸中闷痛，便秘，舌红苔少，脉沉细。中医诊断：消渴。证属阴虚液亏，气滞血瘀。治以养阴增液，活血理气。处方：玄参、麦冬、天花粉各12g，生地15g，当归、川芎、桃仁、红花各10g，丹参30g，陈皮、木香、大黄各6g。水煎服，每日1剂。配合胰岛素治疗，并嘱控制饮食、适当锻炼，治疗10日后，空腹血糖6.8mmol/L。原方继服2周后，复查空腹血糖6.0mmol/L，多饮多尿等症状消失，面色转红润。[33]

按：消渴乃阴虚津亏为本，病久阴虚内热，耗津灼液而成瘀血，则兼血瘀气滞。治疗上标本兼顾，予增液汤加天花粉养阴增液润燥，酌加活血化瘀之品共奏养阴增液、活血化瘀之功。结合西医学理论而观之，上药能调整人体内分泌，促进胰岛细胞恢复，并加强其分泌胰岛素等功能，活血化瘀药能降低血液黏稠度，促进血液循环而改善末梢血液供应，防止并发症的发生、发展。

2. 吴某，男，52岁，于1998年10月2日来诊。患"糖尿病"1年余。症见"三多"并脘腹胀满，嗳气，五心烦热，神疲乏力，夜寐不安，大便偏干，小便微黄。测空腹血糖17.2mmol/L，尿糖（＋）。查外院病历，电子胃镜示：慢性胃炎。舌质红微紫，苔薄白微腻，脉细略滑。此证阴虚内热为本，湿浊内蕴为标，治当标本同治，即滋阴清热，燥湿运脾。投增液汤合平胃散加味：玄参15g，麦冬15g，生地黄15g，陈皮12g，苍术15g，厚朴12g，甘草3g，女贞子12g，旱莲草12g，乌梅10g，薏苡仁30g，紫丹参15g。服药30日后，脘腹胀满除，余症减，测血糖15.1mmol/L，尿糖（＋）。标证已去，固本为主，以上方稍加减与黄芪生脉散合二至丸加味交替治疗30日后，诸症微，测血糖7.1mmol/L，尿糖阴性。再以上两方稍化裁交替为治3月后，血糖正常，尿糖阴性。予饮食调理，间服中药治疗至2000年3月停药，仅以小剂量消渴丸治疗至该年底停服。现病情平稳。

按：增液汤出自《温病条辨》，具有滋阴清热，润肠通便之功。主治阳明温病。平胃散源于《太平惠民和剂局方》，具有燥湿运脾，行气和胃之效，主治湿滞脾胃。两方伍用，就其药物组成及功效来看，一方面滋阴润燥，另一方面燥湿行气。是或存在矛盾，但临床上细察之，阴虚与湿滞共现，并非鲜见。就病的缓急及证的标本而言，笔者体会，只要病位以中、下焦为主，辨证为既有阴虚（气阴虚或肾阴虚），又具湿滞（寒湿或湿热）的疾病，均可用此两方伍用为主加味治疗。[46]

二、糖尿病周围神经病变

糖尿病周围神经病变（DPN）是糖尿病（DM）常见并发症之一，

神经病变可累及感觉、运动及自主神经，产生运动和感觉障碍。DPN属中医学"消渴"、"痹证"、"痿证"等病范畴。本病主要由于素体阴虚、饮食不节，复因情志失调，劳欲过度所致。醇酒厚味，内伤脾胃，酿湿生热，湿热互结，阻滞络道；五志过极，郁而化火，耗灼真阴，肝肾阴虚，瘀血阻络；热甚伤津，阴虚血燥，血液黏稠，运行不畅，脉络瘀滞；劳欲过度，损精耗气，气阴两虚，血行不利，络脉瘀阻；阴损及阳，阴阳两虚，阳虚寒凝，血行迟缓，络道瘀阻。可见，DPN是在消渴病基础上，因湿热互结、阴虚血燥、气阴两虚等病理变化而造成络气郁滞，功能失调，血液不能渗灌濡养，气络失养而发病。其中络脉瘀阻贯穿于本病始终，不同阶段虽有湿热、阴虚、气（阳）虚之别，但总属本虚标实之证，本虚为肝脾肾虚、气血阴阳不足；标实为湿热、痰浊、瘀血阻滞脉络[49]。

【临床运用】

邓氏提出DPN由消渴日久，久病入络，脉络瘀阻所致，属本虚标实之证。根据"络以通为用"的治疗原则，本病应在辨证论治的基础上辅以活血通络之法。阴虚血燥，瘀血阻络型：症见肢体麻木，心烦失眠，口渴喜饮，咽干舌燥，溲赤便干，舌红少苔，舌脉紫，脉细数。治以滋阴清热，化瘀通络，方用增液汤合四物汤加减。[50]

三、糖尿病胰岛素抵抗

胰岛素抵抗（IR）是指胰岛素作用的靶器官对胰岛素作用的敏感性下降，即正常剂量的胰岛素产生低于正常生物学效应的一种状态。目前认为，IR不仅是2型糖尿病的发病基础，更是贯穿多种代谢相关疾病的主线，是连结它们的纽带，为这些疾病的共同病理生理基础。胰岛素抵抗的成因尚未完全清楚。一般认为是人体内胰岛素的接收器出现了问题，所以如果不彻底修复胰岛素的接收器，而单纯的刺激胰岛素的分泌，是无法从根本上治疗胰岛素抵抗的。大量流行病学资料显示，胰岛素抵抗在糖尿病及心血管疾病发病之前多年就可存在，常常与肥胖、年龄的增长、高血压、高脂血症相伴随。目前将胰岛素抵抗、中心性肥胖、糖耐量降低或糖尿病、高血压、血脂代谢紊乱等多种疾病的组合，统称为"代谢综合征"或"胰岛素抵抗综合征"，认为胰岛素抵抗是促使糖尿病、高血压、高血脂等疾病发生发展的最重要和最根本的原因。如果要控制好糖尿病和糖尿病并发症就必须消除胰岛素抵抗。中医药对IR的研究虽起步较晚，但近年来的研究渐趋活跃，并逐渐成为中医药防治糖尿病科研的热点。

【临床运用】

何氏运用增液汤加味治疗 2 型糖尿病胰岛素抵抗。治疗组 30 例，来源于住院和门诊新诊断的 2 型糖尿病患者。其中男 16 例，女 14 例，年龄 40~65 岁，平均 52.42±7.62 岁。平均体重指数 24.38±0.42。正常对照组 30 例，其中男 16 例，女 14 例，年龄 40~65 岁，平均 51.77±9.87 岁。平均体重指数 24.48±0.54。经检验，正常对照组与治疗组之间性别、年龄、体重指数无显著性差异。病例纳入标准符合西医诊断、分类标准和中医辨证标准（选阴虚热盛型），年龄 40~65 岁。病例排除标准（包括不适应证和剔除标准）确诊为 1 型糖尿病，其他类型糖尿病及妊娠糖尿病，年龄在 40 岁以下或 65 岁以上者，妊娠或哺乳期妇女，有严重心、肝、肾等并发症者，有糖尿病急性并发症（包括糖尿病低血糖症、高渗性昏迷、酮症酸中毒、乳酸性酸中毒等）。药物：加味增液汤（玄参 15g，生地 20g，麦冬 15g，石斛 15g，天花粉 15g，地骨皮 12g，黄连 6g，沙参 15g，五味子 6g，丹参 15g），日 1 剂，水煎服，以 30 天为一疗程。研究结果表明，治疗后空腹血浆胰岛素水平较治疗前明显下降（$P<0.01$），空腹血糖明显下降（$P<0.01$），胰岛素的敏感性明显提高（$P<0.01$）；但甘油三酯、TNF-α 较治疗前无明显下降。[51]

四、糖尿病足

糖尿病是常见的内分泌代谢失常性疾病，相当于中医学"消渴"病，近年来其发病率逐年上升。神经病变是消渴病的常见并发症，属中医"痰证"、"血痹"、"脱疽"范畴。糖尿病足是神经病变在足部的反应，对它的治疗应本（消渴病）标（足神经病变）兼顾。消渴病的病机阴虚与燥热互见始终贯穿在足部并发的神经病变当中，临床宗阴阳为纲，对糖尿病足痛、麻、凉分类治疗。

【病案举例】

王某某，男 56 岁，干部，1995 年 6 月 22 日初诊。病者两膝关节以下及两肘关节以下麻木 5 年，近两年来两足趾和两手指亦麻木疼痛，同年 3 月，查体时发现尿糖（＋），空腹血糖 10.7mmol/L。诊见：形瘦颧红，乏困无力，心烦，口干多饮，尿多大便干结。查体：心率 78 次/分。腹软，肝脾未及，双上肢及双下肢肌力Ⅳ级，上肢肘关节以下、下肢膝关节以下呈"袜套"式感觉减退，双膝反射减低。实验室检查：空腹血糖 11.2mmol/L，尿糖（＋），血胆固醇 8.24mmol/L。诊断：消渴病并发周围神经轴突变性。证属气阴两虚，筋脉失养。治以益气养阴，增液生津，濡养筋脉。用消渴冲剂（玉液汤、增液汤等加减而成，主要成分为黄芪、山药，生地、玄参、麦冬、天花粉、知母、丹皮、赤芍）1日3次，连服3个月后，双足及双手麻木症状基本消失，精神好转，查肌力 Ⅴ 级，空腹血糖7.0mmol/L，嘱其口服六味地黄丸，每日2次，每次9g。半年后随访，血糖小有起伏，两足麻木症状未见复发。

按： 足麻木是糖尿病并发症周围神经病变的常见症之一。盖因患者阴虚燥热，炼液成痰，痰阻经络而成。诚如《素问·阴阳别论》记载："三阳三阴发病，为偏枯痿易，四支不举。"刘完素在《三消论》亦指出："或因大病阴气损而血液衰虚，阳气悍而燥热郁热所成也。"三阴中太阴主血，阴血不能荣筋则筋痿。本病的基本病机为阴津亏耗、燥热偏盛，病程迁延，阴损耗气而致气阴两虚，经脉失养，筋骨失荣，麻木渐生，故当益气养阴、增液生津以舒筋活络止足麻木。消渴冲剂中以黄芪、山药益气，生地、玄参、麦冬、天花粉滋阴增液，丹皮、赤芍活血化瘀，合而用之共奏滋阴增液、益气养阴活血之功，临床见良效。[52]

五、糖尿病酮症酸中毒

糖尿病酮症酸中毒（DKA）是糖尿病的一种严重急性并发症，是血糖急剧升高引起的胰岛素的严重不足激发的酸中毒。当代谢紊乱发展至脂肪分解加速、血清酮体积聚超过正常的2mmol/L（0.3～2.0mg/dl）水平时称为酮血症，其临床表现为酮症。当酮酸积聚而发生代谢性酸中毒时称为酮症酸中毒，如病情严重发生昏迷则称为糖尿病性昏迷。此组征群常见于胰岛素依赖型（1型）或非胰岛素依赖型（2型）伴应激时。其临床表现为酸中毒、严重失水、电解质平衡紊乱、携带氧系统失常、周围循环衰竭和肾功能障碍、中枢神经功能障碍等。引起酮症酸中毒的病因有：①糖尿病未得到控制或病情加重。②胰岛素剂量不足或中断。③应激：感染、外伤、手术、麻醉、心肌梗死、妊娠与分娩等。④其他：如饮食不周、胃肠疾患、胰岛素抗药性、拮抗胰岛素的激素分泌过多等。

【病案举例】

患者王某，男，64岁。因"糖尿病酮症酸中毒"入院，入院时查体：体温37℃，脉博90次/分，呼吸16次/分，血压90/60mmHg，神志清，精神差，皮肤干燥，弹性差，两瞳孔等大等圆，光反应灵敏，心肺听诊阴性，腹部触诊阴性，神经系统检查阴性，病理征阴性，血常规基本正常，尿常规：糖（＋＋＋＋），酮（＋＋＋），PH6.0，比重＞1.030；血生化：二氧化碳结合力14mmol/L，血 K^+ 4.0mmol/L，Na^+ 144mmol/L，血糖22.0mmol/L，BUN 10.0mmol/L，Cr 120mmol/L；血气分析：PH 7.15、SB 20mmol/L，入院后予补液纠正脱水，维持水电解质平衡，静脉滴注胰岛素控制血糖等综合治疗，24 小时后血糖降至 120mmol/L，尿酮（±），二氧化碳结合力 21mmol/L，血气分析基本接近正常，24 小时胰岛素用量达 60U，但患者一般情况差，精神萎，口干，乏力，消瘦，纳差，大便数日未解，尿频尿多，舌红苔薄脉细数，辨证为肺脾肾气阴两伤，内生燥热，予清热生津，益气养阴。予生脉散、增液汤加减（苍术，玄参，黄芪，山药，生地，熟地，党参，麦冬，五味子，茯苓），浓煎分多次服下，1 周后胰岛素用量减至每日 24U，出院后又坚持服用半月，停胰岛素改口服降糖药，1 月后随访空腹血糖 6.1mmol/L，餐后 2 小时血糖 7.9mmol/L，尿糖空腹及餐后均阴性。[53]

按：糖尿病酮症酸中毒之时，患者常有烦渴多尿，乏力，食欲下降、恶心、呕吐、伴头痛、嗜睡、烦躁等症状。其病机为酮酸积聚而发生代谢性酸中毒，如病情严重可发生昏迷，称为糖尿病性昏迷。中医辨证为燥热内盛，气阴两伤之证，治应清热生津、益气养阴。方以苍术、玄参、生地、麦冬清热养阴增液，黄芪、山药、党参、熟地补益肺脾肾之气阴，麦冬、五味子、茯苓益气生津，诸药合用则能清热生津、益气养阴以获全效。

六、糖尿病前期

糖尿病前期是糖调节已受损但尚未发展到糖尿病的疾病阶段，包括空腹血糖受损（IFG）和葡萄糖耐量减退（IGT）。后者系指空腹血糖正常，但餐后血糖水平介于正常人与糖尿病患者之间的特殊的代谢状态。其诊断标准为在口服 75g 葡萄糖的糖耐量试验（OGTT）中，2 小时血浆糖在 7.8～11.0mmol/L 之间，目前一般认为 IGT 是糖尿病的前期表现，在 2 型糖尿病的发展过程中表现得更为明显。通过生活方式干预、饮食与营养的搭配、积极的饮食治疗和运动以及药物干预可以有效预防或延缓糖尿病的发生。

【病案举例】

患者谷某，32 岁，体检尿常规发现有尿糖（＋＋），来我院门诊诊治，查体：身高 165cm，体重 58kg。糖耐量试验：空腹血糖 6.0mmol/L，空腹尿糖（＋＋），餐后 2 小时血糖 8.0mmol/L，餐后尿糖（＋＋＋＋），血压、血脂均正常。考虑糖调节受损（糖尿病前期），按照西医学观点，这些患者是糖尿病患者的"后备军"，目前主要给予临床干预，包括适当控制饮食和体重，密切监测血糖、血压、血脂。患者只是小便泡沫及尿量稍多一点，舌红少苔，脉细。抓住舌象脉象，大胆辨证，予生脉散、增液汤加减（苍术，玄参，黄芪，山药，生地，熟地，党参，麦冬，五味子，茯苓）治疗半个月，复查空腹及餐后血糖接近正常，尿糖变为（+），再服半月，血糖已完全正常，尿糖为阴性。续用原方巩固治疗1个月，再次复查还是阴性，停药后至今1年多次复查血糖尿糖均为阴性。[53]

按：糖尿病前期，患者血糖调节功能已经受损，但临床表现不明显，常在检查后发现糖调节受损和糖耐量减退。在临床上要多观察病情，结合实验室检查结果加以判断，确诊已经进入糖尿病前期后，如能积极干预，改变不良生活方式、注意饮食与营养的搭配、多运动和药物干预常可有效预防和延缓糖尿病的发生。本例患者为气阴两伤、阴虚内热之证，故以黄芪、山药、党参、熟地、五味子、茯苓益气养阴，苍术、玄参、生地、麦冬清热养阴生津，有效地控制了病情的发展，临床效果明显。

七、糖尿病并发尿路感染

尿路感染是糖尿病的常见并发疾病之一，具有顽固性和迁延性，治疗时间长，复发率高。由于糖尿病以阴虚为本，阴虚火旺，病久气阴两伤，或阴阳俱虚。复加外阴不洁，秽浊之邪乘虚侵入膀胱，酿成湿热，或体内湿热下注膀胱，气化失司，从而导致本病的发生。本病属于中医"淋证"，其主要临床表现为腰膝酸软，咽干唇燥，尿频而短，小便涩痛，欲出未尽，或伴有低热，舌质红，苔薄黄，脉弦细而数。治当以滋阴益肾，清热降火为法。

【临床运用】

王氏自拟二八增液汤治疗老年糖尿病并尿路感染67例，男17例，女50例：年龄最大81岁，最小60岁；糖尿病史3～19年，并尿路感染3～62天。治疗前21例患者使用过抗生素及中药汤剂而未效。尿常规：白细胞"少量"15例，"（+）"29例，"（++）"11例，"（+++）"10例，"（++++）"2例；红细胞："少量"8例，"（+）"13例，"（++）"30例，"（+++）"14例，"（++++）"2例；蛋白"少量"29例，"（+）"22例，"（++）"2例。清洁中段尿细菌培养：大肠埃希菌29例，大肠杆菌24例，副大肠杆菌5例，阴沟杆菌4例，白色念珠菌3例，表皮葡萄球菌2例。尿频、尿急、尿痛等症状典型者51例，症状不典型或无症状患者16例。治疗方法用自拟二八增液汤：女贞子、旱莲草、车前子、生地、玄参、麦冬、大小蓟各15g，瞿麦、萹蓄各12g，生大黄（后下）、黄柏炭、焦栀子各10g，木通、灯芯草各3g，滑石20g。发热恶风加金银花、连翘各15g；腰部酸痛加桑寄生、川断各 10g；大便泄泻去生大黄、玄参，加服盐酸小檗碱片 1 次3 片，1 天 3 次；腹胀加厚朴、木香各 10g。1 日 1 剂，加水 600ml，煎15 分钟，取汁再煎，共取汁约 600ml，分 2～3 次口服。10 天为 1 个疗程，同时积极治疗原发病，使患者血糖尽量达标。结果：67 例中，治愈 55 例，好转 12 例（好转患者均存在血糖控制不达标），治愈率 82%。[54]

【病案举例】

患者李某，女，68 岁，糖尿病史 8 年，并尿路感染 20 天。自服"诺氟沙星、三金片"等治疗 1 周，效差。患者口干多饮，腰酸困，尿频，尿急，尿痛，尿色黄赤，大便干，2～3 日 1 行，舌质红，苔黄厚腻，脉濡数。小腹压痛（＋）。测空腹血糖 13.7mmol/L。尿常规：糖（＋＋＋），红细胞（＋＋＋），白细胞（＋＋＋），蛋白（＋＋）。清洁中段尿细菌培养：大肠埃希菌生长。在运用二甲双胍、格列吡嗪等控制糖尿病的同时，给予：女贞子、旱莲草、车前子、生地、玄参、麦冬、大小蓟各 15g，瞿麦、萹蓄各 12g，生大黄 6g（后下）、黄柏炭、焦栀子各 10g，木通、灯芯草各 3g，滑石 20g，桑寄生、川断各 9g。水煎口服，1 日 1 剂。3 天后尿频、尿急、尿痛等明显减轻，大便通畅。1周后大便溏泄，减去大黄、玄参继服。20 天后临床症状、体征消失，复查尿常规正常，清洁中段尿细菌培养转阴，空腹血糖 6.5mmol/L，餐后 2 小时血糖 7.9mmol/L，遂出院。随访 3 个月未复发。

按： 老年糖尿患者免疫功能低下，防御功能下降，容易导致尿路感染的发生，女性尤为多见。文献报道，革兰阴性菌为最常见致病菌，但真菌感染也可见到，如合并神经源性膀胱、尿潴留、尿路感染就更容易发生。有人认为糖尿患者感染的原因为高糖使细菌超常生长和增殖，免疫防御机制缺陷，白细胞吞噬、趋化杀菌能力降低。因此，对老年糖尿病尿路感染的治疗，控制血糖与控制感染为同等重要。多数患者因糖尿病控制不理想，导致尿路感染迁延难愈。本病属于中医的"淋证"范畴，中医认为"正气存内，邪不可干"，"邪之所凑，其气必虚"。消渴病的病理特点，为阴虚火旺，病久气阴两伤，或阴阳俱虚。外阴不洁，秽浊之邪乘虚侵入膀胱，酿成湿热，或体内湿热下注膀胱，气化失司，从而导致本病的发生。自拟二八增液汤由二至丸、八正散合增液汤加减而成。二至丸出自《医方集解》，功在补肾养肝，主治肝肾阴虚证；增液汤出自《温病条辨》，功在滋阴清热，润燥通便，原治阳明温病。笔者运用"二至丸、增液汤"意在治疗原发之消渴病，同时，方中生地、玄参、旱莲草清热凉血，兼具止血之功。八正散一方出自《太平惠民和剂局方》，功在清热泻火、利水通淋。笔者运用此方专清膀胱湿热，更加黄柏炭、大小蓟凉血止血，所以应用效果良好。[54]

八、糖尿病性胃轻瘫

糖尿病性胃轻瘫（DGP）是糖尿病（DM）诸多并发症之一，属中医"呕吐"、"反胃"范畴。大多数患者并无明显的临床症状，较少患者存在早饱、恶心、呕吐、腹胀等。症状严重程度因人而异，同一患者的症状程度，亦受多方面因素影响，可能与糖尿病自主神经病变导致传入神经通路敏感性降低有关。其发病与胃自主神经受损、胰高血糖素水平增高、胃酸缺乏、胃细胞内因子异常等有关。中医认为本证系因糖尿病病势缠绵出现的"久病必虚"之证。主要由于消渴日久，胃阴被劫，中气被伤，津伤气少，胃失濡养而成。其病机关键为胃阴不足，虚热内生，胃气上逆。

【临床运用】

罗氏运用增液汤中西医结合治疗糖尿病性胃轻瘫46例临床观察，男25例，女21例；年龄35～74岁，平均（54.3±8.3）岁；DM病程6～29年；DGP病程3个月至2年，平均（1.08±0.64）年；合并冠心病10例，高血压病20例，高血脂症10例，口服降糖药治疗34例，注射胰岛素者12例。控制饮食、调节情绪、兼合并症对症治疗，继续口服磺脲类、双胍类或注射胰岛素有效控制空服静脉血糖在3.9～6.4mmol/L，餐后2小时静脉血糖6.4～10.0mmol/L以内；两组同时用枸橼酸莫沙比利5mg，每日3次，饭前30分钟服。在此前提下治疗组加服半夏泻心汤合增液汤。基本方：半夏12g、黄芩12g、黄连6g、干姜6g、党参12g、大枣10g、玄参15g、麦冬12g、生地12g、甘草6g。辨证加减：寒甚重用干姜10g、加肉桂5g；热甚重用黄连10g、加蒲公英30g；湿重者去大枣、麦冬、生地、加苍术12g、薏苡仁20g、草果10g；气滞者加枳壳10g、厚朴10g、柴胡12g；纳差加鸡内金20g、麦芽20g；阴虚者去干姜、加石斛15g、花粉20g；嗳气者加丁香3g、吴茱萸3g、佛手片10g；泛酸加乌贼骨20g、瓦楞子30g；血瘀者加丹参20g、川芎10g；脾虚者重用党参15g、加怀山药20g、黄芪30g。每日1剂，水煎2次，每次150ml，分3次温服。两组均以4周为1个疗程。结果：46例中，显效29例（63.04%），有效15例（32.61%），无效2例（4.35%），总有效率为95.65%。[55]

第五节　内科疑难杂证

一、干燥综合征

干燥综合征，是以外分泌腺、高度淋巴细胞浸润为特征的自身免疫性疾病。临床以侵犯外分泌腺，尤其是唾液腺及泪腺为主，并可累及全身多器官多脏器。以中年女性及年老体弱者多见，在风湿性疾病中是一种常见病、多发病，以口眼干燥为其常见症状。其主要表现为两目干涩、少泪或无泪，口干无唾或少唾，不能咽下干食，齿枯焦黑成块脱落，两腮肿大，关节疼痛或手指关节变形，遇冷手掌皮肤变白变紫，皮肤干燥或有斑疹，舌质暗红紫绛或光红短缩、裂纹纵横如沟壑、无津无苔。

根据临床表现当属于中医的"燥证"、"燥痹"等范畴。本病起病缓慢，初表现在口眼等清窍，渐则燥甚成毒，消烁津液，五液俱亏，血脉枯涩，脉络痹阻，由"燥"致"痹"，累及四肢、肌肉、关节，并内舍五脏。中医认为，干燥综合征多有大热燥气之外邪，先天禀赋不足，肝肾阴虚及久病失养之内伤，加之年高体弱，或误治失治等均可导致津伤液燥、阴虚液亏，精血不足，孔窍失于濡润，患者瘀血阻络，血脉不通，累及皮肤黏膜，肌肉关节，深至脏腑而成本病。

【临床运用】

1. 申氏以六味地黄汤合增液汤治疗原发性干燥综合征 30 例，男 2 例，女 28 例，平均年龄 52.8 岁，平均病程 3.3 年。给予以六味地黄汤合增液汤加减治疗，基本方：熟地黄、生地黄、山药、山茱萸、茯苓、麦冬、天花粉、牡丹皮、沙参、乌梅。加减：气虚明显加西洋参、黄芪、五味子；血虚明显加何首乌、阿胶、白芍；阳虚明显加菟丝子、胡桃肉、鹿角胶；瘀血明显加丹参、桃仁、红花；痰热者加用瓜蒌、浙贝母；合并肝郁气滞者加佛手、川楝子、香橼皮、橘核；大便干或便秘者加用火麻仁、郁李仁。对于合并关节症状者须进一步辨证：风寒湿痹者，加羌活、秦艽、防风、桂枝；风重加独活；寒重加川乌、草乌、威灵仙；湿重加生薏苡仁、苍术；热痹重用生地黄，并加赤芍、知母；关节积液者加泽泻. 常规水煎服，1 周服 5 剂，服药时间 6 个月。分别于 3 个月、6 个月及 12 个月时观察患者的自觉症状、Schirmer 试验、泪膜破裂时间、孟加拉红染色指数、含糖试验、唾液流率、唇黏膜活检淋巴细胞浸润灶（仅于治疗前及 6 个月时进行该项检查，自身抗体（3 个月时未做检查）、类风湿因子及血沉等实验室检查变化情况。结果中药治疗在改善口眼干燥症状方面效果明显，且维持时间长，远期疗效好。抗核抗体、抗 SS－A、抗 SS－B、类风湿因子等阳性率明显下降；血沉降低明显：显效 10 例，有效 17 例，无效 2 例，恶化 1 例，总有效率达90%。患者在治疗期间均未发生明显不良反应，有 1 例患者因肾损害较重而接受中等剂量泼尼松治疗，病情稳定后即减量。[56]

2. 孙氏运用增液汤化裁治疗原发性干燥综合征 46 例，其中男性 9 例，女性 37 例；年龄 27～45 岁者 22 例，年龄 45～60 岁者 19 例，60 岁以上者 5 例。以《温病条辨》增液汤（玄参 30g，麦门冬 24g，生地黄 24g）为基础方剂。加减：口渴甚者加葛根、知母、天花粉；眼目干涩甚者加菊花、石斛、枸杞子；兼干咳少痰者加川贝、桔梗等；兼咽喉肿痛、口唇疱疹者加板蓝根、牛蒡子、蒲公英等；兼五心烦热、双颧潮红者加鳖甲、青蒿、地骨皮等；皮肤干枯、阴道干涩、瘙痒加金银花、贯众、夏枯草；兼失眠多梦者加煅龙骨、煅牡蛎、夜交藤、合欢皮等；纳呆食滞者加焦三仙、鸡内金、木香等；兼血瘀者加鸡血藤、益母草、何首乌，重症加用桃仁、红花、水蛭；关节肿痛及畸形者加独活、秦艽等；肝功能异常者加白芍、虎杖、垂盆草等。每日 1 剂，水煎分 2 次饮服，14 剂为 1 疗程，连服 3 个疗程。结果经治疗 3 个疗程后，46 例中，显效 17 例，有效 24 例，无效 5 例，总有效率为 89.1%。[57]

3. 杨氏运用增液汤加味治疗中老年干燥症 45 例，男性 17 例，女性 28 例；年龄 45～60 岁 18 例，60～70 岁 15 例，70 岁以上 12 例。临床表现：多以口渴引饮为主诉，兼有唇干、舌干少津、咽喉肿痛、干咳少痰、口唇疱疹、双目干涩、大便干结、五心烦热、盗汗、双颧潮红、皮肤瘙痒等，部分病例尚有关节肿痛及关节畸形，舌红苔薄白、脉细数。实验室检查：45 例中白细胞减少或血小板减少 23 例，血沉增快 25 例，类风湿因子阳性 30 例，肝功能异常 7 例，ANA 阳性 23 例，抗 SS－A 抗体阳性 36 例，抗 SS－B 抗体阳性 29 例，抗 Sm 抗体阳性 31 例。治疗以增液汤（玄参 30g，麦冬 24g，生地黄 24g）为基础，佐以北沙参、玉竹、黄芪各 20g，白术 10g，石斛 15g，知母、丹皮各 8g 组成方剂。加减：兼干咳少痰者加川贝、桔梗等；兼咽喉肿痛、口唇疱疹者加板蓝根、蒲公英等；兼五心烦热、双颧潮红者加鳖甲、地骨皮等；兼夜寐欠安者加夜交藤、合欢皮等；纳呆食滞者加山楂、谷麦芽等；关节肿痛及畸形者加独活、秦艽等；肝功能异常者加虎杖、垂盆草等，每日 1 剂，水煎分 2 次饮服，14 剂为 1 疗程，连服 3 个疗程。治疗结果：经上法治疗 3 个疗程后，45 例中，34 例有显效（口渴唇干、舌干少津、咽喉肿痛、大便干结、皮肤瘙痒等前述诸症消失，追访半年无复发）；7 例有效（诸症有明显减轻或部分症状消失）；4 例无效（治疗前后，口渴、咽干舌燥等症状无明显变化），总有效率为 91.11%。[58]

【病案举例】

1. 患者，男，71 岁，退休干部。初诊日期：2001 年 5 月 21 日。患者自诉口渴引饮，杯不离手，夜寐每醒必饮，一夜三四次，已逾半年。形体中等，皮肤干燥，声洪气足，纳食佳，夜寐欠安，时感皮肤瘙痒，大便干结，小溲可，舌红苔薄少津，脉细数。实验室检查：白细胞 3.5×10⁹/L，血小板 80×10⁹/L，血沉 35mm/h，类风湿因子阳性，抗 SS-A 抗体阳性，抗 SS-B 抗体阴性，抗 Sm 抗体阳性，空腹血糖检测正常。诊断为继发性干燥综合征，中医辨证属阴虚燥证。治拟养阴生津润燥，给以增液汤加味治疗，14 剂后复诊，杯已离手，诸症减轻；再服 14 剂，口渴基本消失，皮肤瘙痒已止；续服 14 剂，诸症消失，白细胞 4.4×10⁹/L，血小板 130×10⁹/L，血沉 16mm/h，类风湿因子转阴，抗 SS-A 抗体阴性，随访半年无复发。

按：干燥症在西医学称为干燥综合征（SS），分为原发性 SS 和继发性 SS，属中医的"燥证"范畴，目前西医对此病无特殊治疗方法，仅以对症处理为主。而中医根据患者的各种临床表现，中医认为：燥乃秋季主气，其气清肃，其性干燥。因此燥邪伤人，容易耗人津液，即所谓"燥胜则干"，津液既耗，必现一派"燥象"：口干、唇干、咽干、舌干少津、双目干涩、大便干结等。肺为娇脏，性喜润而恶燥，燥邪犯肺，肺失津润，因而宣降失司，致干咳少痰、痰黏难咯；肺中津液亏少，无液下济大肠，致大便干结难解；燥邪侵袭日久，津液既耗，无以濡润肌肤、关节，致皮肤干燥瘙痒，关节肿痛畸变。综合本例，盖因中老年人机体功能衰退，正气下降，御邪能力削弱，燥邪侵犯，伤其津液，久之而现前述诸种燥症表现。增液汤原是吴鞠通《温病条辨》中治疗温热病的一张名方，在原方增液润燥基础上，通过加味运用，旨在养阴生津、润燥清热。方中重用玄参为君，养阴生津，启肾水以滋肠燥，臣以麦门冬、生地黄滋阴壮水，增液润燥，三药质润而多汁，性一而力专。合而用之，共奏滋阴增液之功而见效，亦是所谓"存得一分津液，便有一分生机"之理。[58]

原发性干燥综合征是一系统性疾病，临床表现复杂，除口、眼、鼻、皮肤、阴道干燥等腺体表现外，还可出现多系统受累的表现。目前国内外对该病无特效疗法，主要是局部对症和针对并发症的治疗。该病隶属于中医学燥证、消渴等范畴。由于该病经常有关节症状，又属于"痹证"范畴。路志正形象地称其为"燥痹"，1997 年国家标准《中医临床诊疗术语》统一称做"干燥病"。对本病的治疗，在临床实践中多运用健脾益胃，养阴生津之法。陈氏等[59]对SS辨证施治，并自拟养胃增液汤加减治疗，取得了良好的疗效。其采用方药为北沙参、麦冬、生地、玉竹、石斛、玄参、枸杞、茯苓、鸡内金、黄芪、太子参、五味子等。其中黄芪、太子参、茯苓、鸡内金具有健脾益气、消食和胃之功；沙参、麦冬益气生津；玉竹、石斛、生地、麦冬益肺胃之阴；配合枸杞、玄参、五味子等养阴柔肝，诸药共奏健脾益胃，养阴生津之功。在临床上根据中医辨证将干燥综合征分为肝肾阴虚、脾胃阴虚、气虚血瘀三型论治，取得良效，可以借鉴运用。

二、拮抗副作用

【临床运用】

1. 刘氏运用增液汤加味治疗精神病患者因药物所致的口干、口苦和便秘30例，其中男20例，最小年龄22岁，最大年龄54岁，平均33.8岁；女10例，最小20岁，最大46岁，平均33.3岁。病程最短105天，最长33年，无其他躯体疾病。治疗方法：增液汤加味（加天花粉、大黄、厚朴、枳实），受试者每天服用一次，每次60ml，半空腹服，疗程4周。观察期除抗精神病药外停止一切药物。结果：2例因不耐药物以致每天大便6~8次而在第4天退出外，余下28例均完成试验。结果显示治愈14例，显效10例，好转3例，无效3例。[60]

2. 董氏运用增液汤治疗三环类抗抑郁剂副反应66例，其中男30例，女36例；年龄22~53岁，平均（38.52±13.16）岁；病程1.5~12个月。在每日服用丙咪嗪75~150mg，阿米替林100~200mg或多虑平75~150mg的同时，加服增液汤，其组成为玄参30g，麦冬24g，生地24g，并随症加减，每日1剂，连服两周。2周末，应用副反应量表（TESS）［上海精神医学，1990，（增刊）：63－65］三环类抗抑郁剂副反应的发生频率及严重程度进行评定。结果：患者口干、便秘、视力模糊和鼻塞等症状明显改善。

按： 三环类抗抑郁剂的副反应，主要表现在中枢神经系统、植物神经和心血管等方面。由玄参、生地和麦冬组成的增液汤具有滋阴增液通便之功效。玄参咸寒润下为君，伍以麦冬之甘寒滋润，生地之滋阴壮水，三者均属质润多汁之品，合用共奏滋阴清热、润燥通便之功。由于三环类抗抑郁剂具有较强的抗胆碱作用，抑制腺体的分泌，故多表现为口干、便秘、视力模糊、鼻塞等症状，这些都符合中医"燥胜则干"的病机特点。用滋阴润燥的增液汤以生津养阴，濡润脏器及肠道，即可解诸干燥之症。[61]

三、戒毒治疗

　　吸食海洛因的患者，由于香烟、毒品对呼吸道的长期刺激，或轻或重都有气管、支气管的慢性炎症，主要表现为咳嗽，咳白黏痰或脓痰。目前，国内使用的非阿片类药物的去毒治疗方法，常并用莨菪类药物，主要机制为其能有效地控制毒品所致的自主神经功能障碍。对呼吸系统来说，则因其减少支气管黏膜的分泌，加重或导致痰液的黏稠，从而引起咳痰困难，继而出现心烦、胸闷等不适，往往影响脱毒治疗的顺利进行，并增加了护理工作的难度。

【临床运用】

　　王氏运用中药二陈汤合增液汤加减来改善戒毒患者痰液黏稠问题，临床疗效甚为满意。对象和方法：对象：选取符合中国精神疾病分类方案与标准第二版修订本（CCMD－2－R）阿片类物质依赖诊断标准的住院患者67例。其中烫吸海洛因65例，静脉注射2例；男62例，女5例。年龄18～40岁，平均年龄23±5.8岁。吸毒时间最短3个月，最长5年。毒品（海洛因）日用量最小0.3g，最大3.0g。其中24例为第一次去毒，其余43例为二次或二次以上戒断后复吸患者。选取对象均无其他躯体疾病。方法：二陈汤组成：半夏、橘红、白茯苓、炙甘草。增液汤组成：玄参、生地、麦冬。加减：桔梗、鱼腥草、石菖蒲、枇杷叶等。方法：对于第一次去毒患者从第三天开始服药，复吸患者从第一天开始给药。煎服法：水煎服，每日一剂，分早、中、晚三次服，另加少许冰糖。结果：临床疗效标准：以患者自诉及观察为主。显效：无口腔干燥感，咳痰顺利，痰为清白或泡沫状。好转：口干症状减轻，痰液咳出顺利，偶有黄色脓痰。无效：仍感口干不适，痰液久咳不出。疗效：67例患者用药后，显效35例，好转31例，无效1例。总有效率98.5%，起效时间1～3天。

　　按：中医认为吸毒患者多属正虚邪实，根本原因是脾失健运，湿邪凝聚，气机阻滞所致。根据其阴虚较重的特点，在二陈汤的基础上加用增液汤。该方由玄参、生地、麦冬组成，三味药滋阴而不黏腻。冰糖味甘，能缓解中药味苦患者不易接受的矛盾，还能补中益气，和胃润肺，止咳化痰。本组67例患者，运用二陈汤合增液汤加减治疗后总有效率达98.5%，未见明显副作用，故可以认为二陈汤合增液汤加减改善脱毒患者使用莨菪类药物所致痰液黏稠问题安全有效。[62]

四、休克

休克系各种强烈致病因素作用于机体，使有效循环血量锐减，组织器官微循环灌流严重不足，以至重要生命器官功能、代谢严重障碍的全身危重病理过程。其病因为失血与失液、烧伤、创伤（这三种都有血容量降低的特点）、感染、过敏、急性心力衰竭、强烈的神经刺激等。早期轻度休克多属于中医"厥证"，严重休克则多归于"脱证"。中医将本病的病因归纳为以下两个方面：①阴血亏耗久病真阴亏耗，或因亡血、大汗、呕吐、过泻、房劳过度等原因而致阴血大伤，脏腑失于濡养；或外感六淫之邪，入里化热，热毒炽盛，耗伤阴液。阳无阴不生，阴损必及阳，致使阴亏阳损。阳气失于温煦而致厥证，严重者阳气无所依附，虚阳外越而致脱证。②阳气衰微久病或暴病伤阳耗气而致阳气大衰，或阴损及阳，阳气虚亏不能温煦而致厥证。若阳气衰微，阳不附阴而脱，则致脱证。

厥证的基本病机是阳气或阴气先衰于下，阴阳之气不相顺接所致。病情进一步发展或失治误治，致使元气耗散，阴阳虚损，不能相互维系，终至阴阳离决，则为脱证的基本病机。《类证治裁·脱证》指出："生命以阴阳为枢纽，阴在内，阳之守；阳在外，阴之使。阴阳互根，互抱不脱，素问所谓阴平阳秘，精神乃治也"；并指出脱证："总由阴阳枢纽不固"。可见休克早期为阴阳气衰为主，晚期则元气耗竭，亡阴亡阳。本病病位主要在心，可涉及肝、肾、肺、脾等脏。休克是一个严重的、变化多端的动态过程，要取得最好的治疗效果，须尽早积极治疗，对不同类型的休克，在不同阶段要针对当时的病理生理变化给予适当的处理，同时积极治疗原发病。

【病案举例】

王某，男，56岁，2001年12月14日会诊。患者有肺心病病史多年。1周前因呼吸急促、面色黧黑、神志不清、汗多尿少。烦躁不安、四肢厥冷收人本院。经用西药静脉滴注，血压维持在60～80/36～40mmHg，停用西药血压又下降，如此反复发作。并陷入半昏迷状态，偶见少许咳嗽，胃纳差，口干，舌淡、苔黄干焦，脉弦细无力、尺脉尤弱。检查：患者神志不清，形体消瘦，呼吸音粗且急促，皮肤冷汗多。西医诊断：休克；中医诊断：厥脱证。急当回阳固脱，救津扶阴，方用生脉散合增液汤化裁。处方：高丽参、麦冬、五味子各12g，生地黄、龙骨、牡蛎各30g，玄参20g，1剂，水煎服。药后见舌稍有津液。第2天上方易高丽参为党参，再进1剂，患者气稍平顺，但苔干黄复现，仍守上方去党参，复用高丽参，加石斛 15g，续服 1 剂。第 3 天患者神志转清，尿量稍增，血压仍未回升，当加强养血和阴之品，以促进气血运行，故上方去龙骨、牡蛎，加当归 12g，白芍 20g，又服 1 剂。第 4 天患者精神已趋好转，血压已回升，脉象已转有力，苔转灰黑，仍用上方加何首乌 15g 以滋养肝肾，连服 2 剂，症状明显好转，血压已稳定。上方易高丽参为党参，连服 10 剂后，灰黑苔已退，患者自觉轻松，但仍心悸睡眠较差，继续服用原方 20 剂。病愈出院。

按： 本案病情复杂，其临床表现易与心肾阳亏、阴寒内盛的寒厥证混淆，但患者素有肺心病病史，且长期咳喘致肺肾阴亏，气阴耗伤，水火不济，灼烁津液，而津亏血少，血脉不充则血行障碍，血失所养，甚至出现四肢厥冷、面色黧黑、汗多、喘促气短、烦躁不安、神志不清等症状，此属中医厥脱证。治疗上觅以回阳固脱、救津扶阴为上，方选生脉散合增液汤化裁。方中用五味子敛肺滋肾，生津敛汗以防散泄；取麦冬润肺养阴，益胃生津除烦；更用高丽参大补元气以回阳固脱；生地黄、玄参凉血养阴，加龙骨、牡蛎滋阴潜阳救津固脱。而气血贵在调和畅通，气行则血通，故在三诊时加用"血中之气药"当归，促进气血运行。西医学研究表明，生脉散对心源性休克有一定的保护作用，养血药物当归、白芍、何首乌等能扩张冠脉，增加冠脉血流量，改善心肌微循环，增加心肌营养，增加血流量，从而使血压提升。因辨证准确，选方精当，故收良效。[63]

五、癌性发热

发热是恶性肿瘤患者的常见症状，晚期癌症患者，由于肿瘤广泛播散转移，肿瘤组织代谢紊乱、合并全身脏器功能衰竭，有些肿瘤生长快，代谢旺盛，均可导致肿瘤性发热。晚期癌症患者，合并发热后，全身情况更差，常伴随有食欲下降，体倦乏力，头昏心悸，便秘尿赤，进一步加重患者痛苦。癌性发热患者临床上多见于晚期癌症伴有恶液质或广泛转移和肿瘤生长速度快、恶性程度高的患者；以中、低度发热为主（37.5~38.5℃），患者可不自觉发热，以持续性发热为常见；临床各项检查未发现感染病灶，对联合抗感染治疗无效，又可排除二重感染者；血常规检查白细胞数无异常；持续发热 1 个月以上；以消炎痛治疗，退热效果特效。

【临床运用】

王氏运用增液汤加减治疗癌性发热患者 32 例，其中肺癌 12 例，乳腺癌 6 例，鼻咽癌 4 例，胃癌 4 例，大肠癌 3 例，恶性淋巴瘤 3 例；除

1 例恶性淋巴瘤系Ⅱ期外，其余患者均为Ⅰ期病例。32 例患者，有病理学诊断者 25 例，细胞学诊断者 5 例，另 2 例为影像学诊断。治疗方药：玄参 30g，麦冬 15g、当归 15g、生地 15g、玉竹 10g、金银花 15g、山药 30g、扁豆 10g、甘草 10g。结果：32 例癌性发热患者，服用上方，每日 1 剂，24 例体温恢复正常（75%），其中服药 3、5、10 剂退热者分别为 6、5、13 例，无效者 8 例，有效病例一般再原方治疗 3～5 剂，停药后近期无反跳现象。[64]

六、头痛

头痛为患者自觉头部疼痛的症状。其病因在于风寒湿热等外邪入侵，风阳火毒上扰，痰浊瘀血阻滞，致经气不利，气血逆乱，或因气血营精亏虚，清阳不升，脑神失养等，均可导致头痛。除脑系疾病、头颅损伤及眼、口鼻等头部病变外，许多全身性疾病也都可以导致头痛。头痛作为主症还可以是独立的病种，如偏头痛、面风痛、厥头痛等。头痛产生的原因十分复杂，有颅内的、颅外的；有头颅局部的，也有全身性的。西医学认为本病的病因有以下几方面：①血管扩张。②血管被牵引、压迫或伸展移位。③脑膜受刺激引起头痛。④神经刺激。⑤头颈部肌肉痉挛性收缩引起头痛。⑥头部附近器官的放射性或牵涉性头痛。⑦其他原因所致精神或情绪因素引起的头痛。

中医对本病病因的认识分为两类。一类是分外感头痛和内伤头痛，外感头痛有风寒、风热、风湿之分，内伤头痛有气血两虚、肝肾阴虚、肝阳上亢、痰浊犯头、痰热内扰、瘀血内停、肾精不足等之别。其中的病机不外风、火、痰、瘀、虚。临床据此辨证论治之，常获良效。

【病案举例】

李某，女，39 岁，1999 年 4 月 20 日就诊。主诉：头痛隐隐，时感头晕。纳差，时有便秘。经服西药治疗疗效不佳。患者面色少华，较瘦，舌淡苔白，脉细弱。诊为：头痛。证属阴血不足。治以养阴生津补血。处方：玄参 20g、麦冬 20g、生地 20g、当归 12g、白芍 15g、川芎 15g、首乌 20g、山药 30g、石斛 15g、甘草 6g，水煎服，1 日 1 剂，服 6 剂后，头痛明显减轻。嘱续服 9 剂，头痛头晕消失，饮食尚可，无便秘出现。

按：患者属阴血不足，则清窍失养而致头痛隐隐，阴血不足也易出现虚火上逆，而见头痛头晕。据"津血同源"，津液是血液的重要组成部分，故笔者用玄参、麦冬、生地、石斛养阴生津，胃之阴津得以充盛，加上山药补益脾胃之气，有利于增进食欲，以增加水谷精气——血和津液生成之源；白芍、当归、首乌取其补血作用。阴血充足，清窍得以滋润、濡养则头痛止；阴血足，虚火自灭，则头晕消失。[42]

七、腰痛

腰痛是指以腰部疼痛为主要症状的一类病证，可表现在腰部的一侧或两侧。因腰为肾之腑，故腰痛与肾的关系最为密切。腰为肾之府，乃肾之精气所溉之域。肾与膀胱相表里，足太阳经过之。此外，任、督、冲、带诸脉，亦部其间，故内伤不外乎肾虚，而外感风寒湿诸邪，以湿性黏滞，最易痹着腰部，所以外感总离不开湿邪为患。内外二因，相互影响，其中肾虚是发病的关键，风寒湿热的痹阻不行，常因肾虚而客，否则虽感外邪，亦不致出现腰痛。此外，劳力扭伤血瘀而痛亦不少见。本例探讨的腰痛，乃为因阳明腑实而致的腹源性腰痛。

【病案举例】

某女，81岁，2001年5月8日诊。因腰痛、活动困难，由家人抬来就诊。患者体瘦，不能站立行走，转侧活动困难，腰部无明显按压痛，无叩击痛、放射痛，纳差，舌红，苔黄，脉弦，无明显外伤史。进一步询问病史获知患者已1周未解大便，有便意，但无力排出，故诊为腹源性腰痛，属阳明腑实证。由于患者年老体弱，治疗不宜峻攻，故予增液承气汤1剂急煎服。药后解出燥屎数枚及大量秽臭粪便。第二天自行步行来诊，给予增液汤调理而愈。

按： 腹源性腰痛乃腹部原因引起以腰痛为主的一类疾病。此例患者年老体瘦，津液严重亏损，胃肠得不到津液濡润而致大便干结。虽有便意，但排出困难，日久腑气不通而致腰痛，活动受限。腑实当以攻下，攻下当以承气汤，但大小承气力猛而患者体弱，故选用增液承气汤，以生地、麦冬、玄参增水行舟，大黄攻下，芒硝软坚散结。全方既能攻下又能保津。腑气通畅后腰痛自然而除，活动恢复正常。[39]

参考文献

[1] 戴克敏. 姜春华运用麦门冬的经验. 山西中医，2005，21（5）：4-6.

[2] 宋欣，宋晖. 加味增液汤防治急性放射性肺炎的临床观察. 山西医科大学学报，2007，38（9）：818-819.

[3] 邹于民. 增液汤和血腑逐瘀汤治疗风温肺热病52例临床观察. 中国冶金工业医学杂志，2007，24（3）：338.

[4] 何建宇. 增液汤临床活用. 江西中医药，2002，33（2）：26.

[5] 王燕丽.增液汤加味治疗咳嗽.北京中医,2000,5:33-34.

[6] 肖阳娥,黄晓川.增液承气汤加减救治40例慢性呼吸衰竭临床观察.新中医,1997,29(3):18-19.

[7] 李渭阳,王棣州.增液汤临床运用举隅.陕西中医,2002,23(7):654-655.

[8] 周晓卿.马云枝教授从津论治临证验案撷华.四川中医,2004,22(4):9-10.

[9] 李晓昱.增液汤加味治疗脱水剂所致阴虚证临床观察.河南中医,2004,24(2):68-69.

[10] 聂桂宁.加味增液汤治疗习惯性便秘50例.广西中医学院学报,2004,7(1):41-42.

[11] 赵大方,赵浩然.麻子仁丸合增液汤加减治疗便秘200例.辽宁中医杂志,2006,33(5):621-622.

[12] 范学顺,安阿明,蒋建婷等,四逆散合增液汤加注射疗法治疗习惯性便秘.中国医刊,2000,7:48.

[13] 赵东升.增液汤合补中益气汤加减治疗中老年习惯性便秘62例.山西中医学院学报,2007,8(2):19.

[14] 范乃珍,郭青,赵路中.增液汤加大黄治疗便秘26例.中国中医药现代远程教育,2008,6(4):336.

[15] 严建.增液汤加减治疗顽固性便秘60例临床观察.中医药导报,2006,12(2):48,54.

[16] 黄桂芳,何永清.自拟柴芩增液汤治疗便秘130例.云南中医中药杂志,2008,29(7):40.

[17] 邓作敏,陈登丰,林毅宏.增液口服液的含量测定与临床研究.中成药,2003,25(7):604-605.

[18] 刘智勇,杨关根,杨琴燕.肛门疾病术后便秘中西医综合治疗.浙江中西医结合杂志,2006,16(2):104.

[19] 刘桂玲,李萌.济川煎合增液汤加减在老年便秘中的应用.北京中医,2006,25(6):360-361.

[20] 郭保全,石长珍.加味增液汤直肠点滴治疗老年性便秘58例.浙江中医杂志,2004,(6):253.

[21] 李志彬.益气增液法治疗长期住院老年人便秘42例.吉林中医药,2004,24(3):20-21.

[22] 田自新.增液汤加味合用太宁栓治疗中老年功能性便秘的临床观察.宁夏医学杂志,2008,30(7):666.

[23] 王洪芝,王延泉,陈序春.枳术增液汤治疗老年便秘30例.中国民间疗法,2001,9(9):38-39.

[24] 李晓阳,李艳梅.高旋慰.增液行舟法治疗老年功能性便秘180例.陕西中

医，2007，28（6）：690-691.

[25] 江小萍，胡金明，罗卫平等．加味增液汤预防急性心肌梗死患者便秘的临床观察．中西医结合心脑血管病杂志，2008，6（4）：466-467.

[26] 余苏萍，哈楠林．四物汤合增液汤加味治疗盆底失弛缓综合征致便秘36例疗效观察．新中医，2003，35（2）：30-31.

[27] 何振雄，蒋剑霄．益气增液汤治疗晚期癌症便秘临床观察．实用中医药杂志，2007，23（4）：213.

[28] 瞿伟，陆雨林．增液汤加味治疗糖尿病便秘36例．实用中医药杂志，2002，18（11）：27.

[29] 张显忠，薛敏．自拟增液汤治疗脑卒中后便秘中国临床康复．2003，7（7）：1185.

[30] 尚文瑶，张淼，罗云坚教授治疗慢性便秘经验．河南中医，2005，25（7）：15-17.

[31] 聂桂宁．加味增液汤治疗习惯性便秘50例．广西中医学院学报，2004，7（1）：41-42.

[32] 傅慧强．操亮．杨少山用增液汤治疗习惯性便秘验案．浙江中医学院学报，2002，26（1）：35-36.

[33] 孙蓓．增液汤临证配伍应用．吉林中医药，2006，26（4）：45-46.

[34] 林代富．顽固性便秘治验举隅．四川中医，2007，25（4）：57-58.

[35] 许先梅，王桂芳．"增水行舟"临证举隅．安徽中医临床杂志，1994，6（1）：38-39.

[36] 张敏思．临床应用"增水行舟法"一得．甘肃中医，2000，5：18.

[37] 王生兰，李锦春．增液承气汤加减治愈便秘．内蒙古中医药，1995：54.

[38] 李渭阳，王棣州．增液汤临床运用举隅．陕西中医，2002，23（7）：654-655.

[39] 黄爱民．吴曼玲．增液承气汤临床举隅．中国中医药现代远程教育，2005，3（10）：53.

[40] 尚录增．辨证治疗肠易激综合征42例．陕西中医，2008，29（1）：47-48.

[41] 史晓莉．生脉散、增液汤在急重症中应用3则．甘肃中医学院学报．1997，14（4）：35-36.

[42] 李广文．增液汤合平胃散治验举隅．河南中医，2002，22（1）：45.

[43] 朱子凤．增液汤加味临床应用举隅．职业卫生与病伤，2002，17（4）：278.

[44] 周奚钟．增液汤加味治疗结肠黑变病．浙江中医杂志．2001.

[45] 何建宇．增液汤临床活用．江西中医药，2002，33（2）：26.

[46] 舒小平．增液汤临床应用举隅．安徽中医临床杂志，2001，13（6）：470.

[47] 张黎，霍晓灵．中西医结合治疗急性胰腺炎恢复期临床观察．新疆中医药，2004，2（1）：24-26.

[48] 魏永军，韩淑芹．用增液汤加减治疗糖尿病10例报告．哈尔滨医药，2004，

24（4）：40.

［49］褚桂克．舒筋通络汤治疗糖尿病周围神经病变47例临床观察．河南中医学院学报，2007，22（2）：46－47.

［50］邓永军．从络病论治糖尿病周围神经病变，河南中医，2008，28（5）：37.

［51］何威，杨洁．加味增液汤对2型糖尿病胰岛素抵抗的影响．中医药学刊，2003，21（2）：234－235.

［52］唐远山．糖尿病足的辨证治疗．四川中医，2001，19（10）：11－12.

［53］吴卫明．消渴证治一得．现代中医药，2007，27（1）：32－33.

［54］王秀珍．自拟二八增液汤治疗老年糖尿病并尿路感染67例．四川中医，2003，21（7）：49－50.

［55］罗有辉，罗云靖，刘芷毓．中西医结合治疗糖尿病性胃轻瘫46例临床观察．中国医药导报，2008，5（4）：62－63.

［56］申康．六味地黄汤合增液汤治疗原发性干燥综合征30例．山东中医杂志，2002，21（8）：467－469.

［57］孙丽英，吴晓丹．增液汤化裁治疗原发性干燥综合征46例临床观察．中医药信息，2007，24（5）：49－50.

［58］杨志富．增液汤加味治疗中老年干燥症45例．浙江中医学院学报，2004，28（5）：37.

［59］陈颖，张丽．养胃增液汤治疗干燥综合征探析．辽宁中医杂志，2005，32（3）：219.

［60］刘丽勤，陆润基，翁辉廉等．增液汤加味治疗抗精神病药副反应30例探讨．广州医药，1995，6：56－57.

［61］董汉振，路英智．增液汤治疗三环类抗抑郁剂副反应的疗效观察．中国中西医结合杂志，2000，6：30.

［62］王晓祥．二陈汤合增液汤加减在戒毒治疗中的应用．泸州医学院学报，2002，25（2）：166.

［63］许映絮，刘福英．生脉散合增液汤治愈休克1例报告．新中医，2003，35（6）：31.

［64］王钢胜．增液汤加减治疗癌性发热的体会．肿瘤，2000，20（6）：431.

第二章

妇产科疾病

第一节 月 经 病

　　月经病是指月经的周期、经期、经量、经色、经质发生异常变化，或以伴随月经周期说出现的症状为特征的疾病，是妇科最常见的疾病。其病因病机主要是七情所伤或外感六淫，或先天肾气不足，多产房劳，劳倦过度，使脏器受损，肝脾肾功能失调，致冲任二脉损伤，发为月经病。治疗原则重在调经以治本，通过调气血、补肾、扶脾、疏肝、调理冲任等方法来实现。其中调气血在于调理气机，养血补血。津血同源，滋养阴液使血液化生有缘，故滋阴制法亦可用于月经病的治疗。增液汤对于妇科疾病中的月经后期及闭经的治疗有一定的疗效，临床上合理加减配伍，辨证与辨病相结合，效如桴鼓。

一、月经不调

　　月经不调是月经病的常见类型，包括月经先期、月经后期、月经先后不定期、月经过多、月经过少等。月经贵在信而有期，即能准时无误。其治疗重在调经以治本，准确诊断，因症而异，先病而经不调者，当先治病，病去则经自调。因经不调而生病者，宜先调经，经调则病自愈。传统医学辨症施治，应用补肾扶脾，理气活血法使气血调和，阴生阳长，脾胃健，精血旺则流自畅。对月经不调还应做妇科检查，排除生殖器官质性病变及妊娠并发症以准确诊断。

【病案举例】

　　患者张某某，女，29 岁，大理市人。于 2004 年 4 月 2 日来我处就诊，自诉：3 年前月经延期，时间推后 10～15 日，多方求治疗效不佳，经量少，色暗红，或有血块，或有小腹及乳房胀痛。刻诊：月经推后半月，烦躁不安、易怒、体倦乏力。多梦，面部可见黄褐斑，少腹微胀，舌质红，苔少微黄，脉细数，纳可，口干，口气微臭，大便干燥 3 日一行，小便黄。索前医处方，皆行气活血之品，如桃仁、红花、甲珠之属。再询患者，自诉 3 年前曾行人工流产，因工作繁忙，术后 3 日即开始工作，又喜辛辣咸香之品，平素性情急躁，诊为月经后期，证属阴虚血燥，肝气郁结，治以滋阴清热，疏肝理气，方以增液汤合丹栀逍遥散加减：玄参15g，麦冬15g，生地黄15g，丹皮10g，炒栀子10g，当归15g，杭芍15g，醋炒柴胡10g，炒香附10g，炙甘草6g，3剂。冷水煎服，日一剂，3剂后大便通畅，日一行，烦躁减少，眠可，效不更方，再进3剂，2剂后经水至，少腹胀痛减轻。以此方调整2月余，月经正常，随访至今，未再复发。

按：本病例月经后期3年，患者3年前有流产史，休养不当，而致阴血亏虚，加之平素喜食辛辣之品，而致内酿生热，灼烁津血，以致血海燥涩干涸，加之肝气郁结，化热伤阴，气机逆乱而发本病，故治疗上采取增液汤以滋阴清热，增水行舟，丹栀逍遥散去白术、茯苓，加香附以疏肝养血调经，两方相伍，虚实兼顾，而致病愈。[1]

二、闭经

闭经以女子年逾18周岁，月经尚未来潮，或已来潮、非怀孕而又中断3个月以上为主要表现的月经病。年过16岁，第二性征已经发育尚未来经者或者年龄超过14岁第二性征没有发育者称原发闭经，月经已来潮又停止6个月或3个周期者称继发闭经。妊娠期、哺乳期暂时性的停经或有些少女初潮后一段时间内停经等，均属生理现象。本病为妇科常见病之一。西医认为本病的病因十分复杂，不仅涉及下丘脑－垂体－卵巢轴，而且有时发生在内分泌器官的器质性病变。目前多按发病部位分为全身性疾病所致的闭经、肾上腺皮质功能失调性闭经、甲状腺功能失调性闭经、子宫性闭经以及使用避孕药后所致的闭经等来进行治疗。

中医将闭经称为经闭，其最早记载可见于《内经》中"女子不月"、"月事不来"描述。中医认为其多因先天不足，体弱多病，或多产房劳，肾气不足，精亏血少；大病、久病、产后失血，或脾虚生化不足，冲任血少；情态失调，精神过度紧张，或受刺激，气血郁滞不行；肥胖之人，多痰多湿，痰湿阻滞冲任等引起。《景岳全书·妇人归》以"血枯"、"血隔"分虚实立论，现常见证治分型为：①肾虚精亏型闭经。②气血虚弱型闭经。③气滞血瘀型闭经。④痰湿凝滞型闭经。

【病案举例】

1. 杨某，22岁，工人，1990年4月9日初诊。3年前患肠炎住院治疗，此后停经至今已3年。2年前曾口服乙烯雌酚、肌内注射黄体酮，人工周期治疗，月经曾来潮2次。之后改服中药治疗，再无经潮。

现自觉脱发颇多，白带量少，饮食、二便正常。月经史：初潮年龄 16 岁，经期间隔天数 30 天，每次行经天数 4 天，未婚，发育良好，面色红润，舌淡红、苔薄白，脉沉缓无力。肛查：外阴发育良好，宫颈触之光滑，子宫较小，前位，质硬，双附件未触及。四诊合参，证属阴亏血少而至经闭。治以补阴液，填精血。以增液汤加味。处方：玄参、麦冬、生地黄各 20g，枸杞子、山药、熟地黄、白芍、茺蔚子各 25g，当归、黄精各 15g，甘草 10g。水煎服，每日 1 剂。服 3 剂后于 4 月 12 日月经来潮，持续 4 天止。连服上方 10 剂月经按期来潮。

按：此型闭经，临床易误为血虚、血瘀所致，运用补血活血法治之，则往往难于取效。笔者抓住该患者闭经前患肠炎腹泻，耗伤津液，阴精亏损，使血海不足而经闭。故用增液汤补充阴液，加小营煎和黄精、茺蔚子补血填精，使精充血足液盛，经血自然源源而来，如期而至。[2]

2. 陆某，女，26 岁，3 年前患肠炎住院治疗。此后停药，2 年前曾口服乙烯雌酚、肌内注射黄体酮，人工周期治疗，月经曾来潮 2 次，之后改服中药治疗，再无经潮。现自觉脱发颇多，白带量少，饮食、二便正常。未婚，发育良好，面色红润，舌偏红，苔薄白，脉沉缓无力。中医诊断：闭经。证属阴亏血少而致闭经，治以补阴液，填精血。处方：玄参、生地、麦冬各 20g，枸杞子、山药、熟地、白芍、茺蔚子各 25g，当归、黄精各 15g，甘草 6g。煎服 7 剂后，月经来潮，持续 4 日止。嘱继服 10 剂，3 月后复诊，经行如常。[3]

按：本例患者闭经前患肠炎腹泻，耗伤津液，阴津亏损，则血海不足。气血虚弱，冲任失养，血海空虚，无血可下，故月经停闭，余症均为血虚不荣，气虚不布所致。治以增液汤补充阴液，加小营煎和黄精、茺蔚子补血填精，使精充血足液盛，月经如期而至。

第二节　妊娠病

妊娠期间发生的与妊娠有关的疾病称为妊娠病。其发病机制为：受孕之后，阴血聚于冲任以养胎，致孕妇机体处于阴血偏虚、阳气偏亢的生理状态，同时随着胎体渐长，往往影响气机升降。若妇人素有脏腑气血阴阳偏盛偏衰，或孕后复感邪气，则可伤及脏腑、气血或冲任，从而发生妊娠病。治病与安胎并举是治疗妊娠病的一般治疗原则，安胎以补益脾肾为主，治病则根据病情辨证论治。增液汤在妊娠病的治疗中也多有运用。

一、妊娠恶阻

妊娠恶阻是以妊娠早期，出现严重的恶心呕吐，头晕厌食，甚则食入即吐为主要表现的疾病，是妇科常见病、多发病之一。若妊娠早期仅见恶心嗜酸，择食，或晨间偶有呕吐痰涎，一半3个月后即可消失，不属本病。本病在中医学中亦称"子病"、"病儿"、"阻病"等。因胎所致之病，受孕后冲脉之气上逆，夹肝气横侮脾土，胃失和降，上逆成呕。由于呕吐频繁，不思饮食，迁延日久，可引起失水及电解质紊乱或代谢性酸中毒，甚至肝肾功能损害而成为重症恶阻，继而引起发热、血压降低、黄疸、蛋白尿、尿酮体阳性，甚至昏迷，危及生命而需终止妊娠。如果治疗不及时，加上恶心呕吐丢失津液，致使液少津枯，出现恶阻重症。"存得一分津液，便有一分生机。"因此，甘寒生津，养阴增液是治疗恶阻重症的大法。

【临床运用】

1. 欧阳氏运用120例妊娠恶阻住院病例，随机分为两组，各60例，治疗组60例采用耳穴贴压加中药制剂增液颗粒剂治疗；对照组60例采用静脉滴注维生素B_6治疗。两组年龄及病程比较具有可比性。符合中、西医诊断标准，尿妊娠试验阳性，B超证实为宫内妊娠，活胎，尿酮体：（＋）～（＋＋＋＋）者，均纳入为观察对象。排除标准严重病例出现黄疸、昏迷者；不符合入选标准，未按规定用药治疗，无法判断疗效或资料不全而影响疗效或安全性判断者。治疗组口服加味增液汤（方药：生地、玄参、麦冬、黄芩、淮山药、竹茹、瓦楞子、甘草等10味，制成颗粒冲剂，由本院制剂室研制提供，每包20g，每次1包，开水冲服，每日3次。取耳穴（双侧）膈、神门、肾，用王不留行籽1粒贴胶布分别贴压于上述耳穴，贴压后医生早、中、晚各按压1次，每次10分钟，每3天更换贴穴1次。对照组维生素B_6加入5%葡萄糖盐水中静脉滴注，1日1次。以上两组用药疗程均为7天，治疗1～2个疗程，所有观察对象按入院次序编号，用随机表分两组进行临床观察。两组治疗后疗效比较：治疗组60例，痊愈24（40.0%），显效34（56.7%），有效0（0.0%），无效2（3.3%），总有效率96.7%，总显效率96.7%，对照组60例，痊愈6（10.0%），显效24（40.0%），有效24（40.0%），无效6（10.0%），总有效率90.00%，总显效率50%。治疗组与对照组治疗前后痊愈比较，$P < 0.01$；治疗组与对照组间总有效率比较$P > 0.05$。

按：妊娠恶阻津亏液损，阴虚内热之临床表现，选以增液汤为基础，增加一些养阴清热、益气健脾之品组成加味增液汤，很切中病机。方中玄参、麦冬、生地、白芍具有滋阴生津之功；黄芩为清热养阴之要药；淮山药、炙甘草益气健脾；瓦楞子抑酸止呕；竹茹和胃止呕，诸药合用共奏养阴清热之功。耳穴膈俞属太阳膀胱经穴，主治呕吐、呃逆；肾穴，肾主水，肾为阴阳之根，可滋水固胎；神门属少阴心经，心主神志，有调理情志和镇静作用。所以采用耳穴贴压配合内服养阴清热之加味增液汤（冲剂）治疗本病取得了理想的疗效。[4]

2. 高氏运用增液汤治妊娠恶阻重症 45 例，年龄在 23～28 岁之间，孕期在 45～70 天左右，妊娠试验均呈阳性反应，尿酮体阳性者 38 例。病例中除有恶心呕吐，食入即吐的表现外，还有身体消瘦、烦躁或精神不振，便秘，唇舌干燥，舌红苔薄黄而干，脉细数。治疗：玄参 12g，生地黄 9g，麦门冬 9g。水煎 2 次取 200ml，少量频频口服，每日 1 次。一般服 1～2 剂，症状就得以缓解。此时可根据中医辨证进一步调理善后。气阴两虚症状没有完全改善的用生脉散加减益气养阴；脾胃虚弱的用香砂六君子汤治之；肝胃不和者宜小柴胡汤加减。治疗结果：治愈 43 例：恶心呕吐停止，纳食正常，症状消失，尿酮体阴性。好转 2 例：恶心呕吐减轻，饮食正常，尿酮体阴性。[5]

【病案举例】

郁某某，女，27 岁，1996 年 11 月 4 日初诊。停经 56 天，头晕泛恶，得食即吐，大便 6 天未解。就诊前曾服抑肝和胃剂未愈，症状日益加重。兹见舌质红，脉细数带滑。证属血聚胞宫，热伏冲任，上逆犯胃，灼伤津液。治以养阴生津，抑肝和胃，方用增液汤合戊己丸加减。药用：生地、玄参、麦冬、知母、竹茹、白芍各 10g，陈皮 5g，吴茱萸 3g，川连 1g，苎麻根 30g。每日 1 剂，水煎服。服上药数剂泛恶渐平，大便亦解。[6]

按：《景岳全书》指出恶阻是因"忽受妊娠，则冲任上壅，气不下行，故为呕逆"。妊娠后冲脉之气较盛，冲脉隶于阳明，妊娠血聚胞宫以养胎，热伏冲任，上逆犯胃，灼伤津液，胃失和降，反而冲气上逆，发为恶阻。本例患者妊后血聚胞宫养胎，热伏冲任上逆而伤胃阴致呕，故以增液汤养阴增液，复加知母、吴茱萸、川连清热、竹茹、陈皮、吴茱萸和胃止呕，白芍、苎麻根养血安胎，合而用之，养阴生津、和胃安胎而见全效。

二、妊娠便秘

妊娠便秘是妊娠期的常见症状之一，主要是由于消化道肌肉逐渐松弛所造成的。有的妇女在妊娠期，食物过于精细，缺乏纤维，加之体力活动过少，也会造成便秘。还有贫血的孕妇，也可能引起便秘。到了妊娠晚期，扩大的子宫对肠道施加压力，会使便秘情况更加严重。中医认为妊娠期血聚以养胎，阴血亏虚，故可见大便燥结而内停之证。

【病案举例】

1. 王某某，女，30岁，1997年3月20日初诊。妊娠7个月，胎动不安，心中烦，口渴寐少，小便频，大便干结。曾服用益气养血安胎之药，反感腹胀胸闷，舌燥。诊见：舌苔略黄，脉滑带数。证属心火上炎，血不养胎。治以养阴清心，生津安胎。方用增液汤合千金保孕丸加减。药用：生地、玄参、麦冬、白芍、竹茹、知母、黄芪、白术、川断、杜仲、桑寄生各10g。每日1剂，水煎服。上药服1剂后胎动安，心中烦、口渴亦瘥，2剂后痊愈，足月顺产一女婴。[6]

按：增液汤具有养阴生津，增液行舟的作用。其药味组成有玄参、麦冬、生地。《本草纲目》中述：玄参，苦咸微寒，入肾肺二经，除烦止渴，降火滋阴明目。生地，苦甘而寒，入心、肝、肾经，滋肾益阴济心火，凉血生血，治血虚发热，五心烦热。麦冬，味甘微苦寒，入肺，清肺泻热除烦，治胃火上冲的呕吐。中医理论认为，妇女由于有经、胎、产、乳的生理特点，往往气有余而血不足。《灵枢·五音五味》谓："妇人之生，有余于气，不足于血，其数脱血也"。尤其当妇女怀孕之后，血聚养胎以致气盛于上，而气有余便是火，常可出现肝火上炎，心火偏亢，阳明燥结，血热妄行等证，以致恶阻、胎漏、胎动不安。《傅青主女科》曾说："胎孕不离肾水之养，故肾水足而胎安，肾水亏而胎动，必肾水之火动而胎动不安，然火之有余，乃水之不足，所以上炎而胎必动，补水则胎自安。"

2. 陆某某，女，28岁，1998年4月26日初诊。素患贫血，有习惯性便秘史。1997年曾流产1次。现停经70天，漏红旬日，小腹隐痛，便闭20天，经治无效，遂来就诊。诊时腹痛加剧，大便不通，漏红增多，头晕咽干。舌质绛，脉细滑。证属血枯肠燥，胎元不固。治以养阴清热，方用增液汤合寿胎丸加减。药用：玄参、麦冬、生地、何首乌、知母、白芍、藕节炭、阿胶珠（烊化）、桑寄生、菟丝子、麻子仁、瓜蒌仁各10g，苎麻根30g。每日1剂，水煎服。连服4剂，大便通，漏红止，腹痛消失。再拟和胃益肾安胎之药巩固疗效，后足月顺产一男婴。[6]

按：本例患者病机亦是阴虚内热，阳明燥结，耗津伤液，故使用滋阴生津、增水行舟之法，以增液汤滋补阴液，何首乌、麻子仁、瓜蒌仁润肠通便，知母、藕节炭清热凉血止血养阴，白芍、阿胶珠、桑寄生、菟丝子、苎麻根养血安胎，合而用之见效。此证如果一味清凉降火，则有苦寒碍胃、化燥伤液之弊，不但不能化精微而生阴水，反而有使其阴虚火动，胎动不安，漏红堕胎之虞，故使用滋阴生津，增水行舟法较为稳妥有效。

三、妊娠羊水过少

据西医学记载，妊娠羊水过少一般多发生在妊娠 28 周以后，且多与高危妊娠、高危儿以及胎儿畸形有密切关系。而早、中期妊娠的羊水过少多以流产而告终。羊水过少的病因有胎盘功能异常，胎儿畸形，羊膜病变，药物因素等。随着 B 超的广泛应用，羊水过少的报道发病率为 0.4% ~ 4.0%，约有 1/3 存在胎儿畸形，若羊水 < 50ml，胎儿窘迫发生率达 50% 以上，围生儿死亡率可达 88%，剖宫产率亦随之上升。对于羊水过少，西医治疗缺乏有效措施。中医古籍很少有 "羊水过少" 的记载，临床报道也很少，明·赵养葵在《邯郸遗稿》中，曾提及 "肾中无水胎不安，用六味地黄丸壮水"，比较明确地提示可用滋阴壮水之法来治疗 "肾中无水"，但未明确是妊娠多长时间而出现的 "肾中无水"，只是根据 "胎不安" 的病因而提出安胎的一种方法。此病在中医学科目前仍无确切的归属范畴，其辨证属于津液虚亏、阴虚的范畴，故可运用增液汤治疗。

【临床运用】

蔡氏等运用增液汤治疗羊水过少 30 例，增液汤治疗组采用增液汤治疗，用玄参 20g，麦冬 15g，生地 20g，加水 500ml，用武火煎开后改用文火煎到 200ml，温服。增液汤每天两付，早晚各服 1 剂。用增液汤治疗后至临产前复查，发现该组的羊水指数、剖宫产率、新生儿窒息率、Apgar 评分、羊水污染、胎儿窘迫均较低。[7]

【病案举例】

张某，28 岁。2000 年 8 月 17 日，门诊以妊娠 23 周，羊水过少收入住院。患者 13 岁月经初潮，结婚 4 年，曾 2 次怀孕均在 3 个多月时自然流产，本次怀孕后，因担心再次流产，2 月时曾服用保胎中药 30 余剂。于 2 周前出现不规则阵发性腹痛，遂来我院诊治。妇产科检查：胎心 116 次/分，枕右前位，宫底高度脐下 1 指（如 20 周妊娠），B 超检查：单一存活胎儿，胎儿发育正常，胎盘位于子宫底偏右侧，羊水约 210ml。刻诊：患者心烦少寐，大便略干，小便短少，口干多饮。舌红少津，苔薄黄干燥，脉弦滑数。证属肾阴不足，津液亏乏。治以滋养阴液，兼清虚热。方用增液汤加味：玄参、生地各20g，桑寄生15g，麦冬、天冬、白芍、菟丝子各10g，黄芪5g，柴胡3g。水煎服，每日1剂。服2剂后，口渴明显好转，连用8剂，腹痛止，其他症状消除。继用5剂，2日1剂。再次复查B超羊水增加到380ml，出院后随访足月顺产1女婴。

按：西医学认为羊水量少于300ml者，称为羊水过少。此病目前病因尚完全不清楚，一般认为与胎儿畸形、过期妊娠有关。本例属肾阴不足，津液亏乏，虚热内生，阴血不能注于胞宫营养胎儿。增液汤出自清代医家吴鞠通所著《温病条辨》，含玄参、麦冬、生地三味药[5]，具有生津、补阴、增液之功效。其中玄参清热养阴，麦冬养阴生津，生地凉血生津。玄参、麦冬、生地均不属妊娠禁忌药；尽管生地、麦冬有润肠通便作用而有引起子宫平滑肌收缩加强的可能，但该剂量不会使肠蠕动过度而引起子宫过度收缩。故以增液汤加白芍、菟丝子、黄芪等益气养血安胎之品，使肾阴得复、津液得充、热清胎安，而获全功。[8]

第三节　妇科杂病

凡不属经、带、胎、产疾病范畴而与女性生理、病理特点密切相关的疾病，均可归入妇科杂病范畴。

一、盆腔炎

盆腔炎是女性生殖器官及其周围结缔组织和盆腔腹膜，受细胞侵袭发生炎症的统称。以小腹或少腹疼痛拒按或坠胀，引及腰骶，或伴发热，白带增多等为主要表现。可分急性及慢性两种。急性盆腔炎多发生于分娩、流产及生殖道手术后，主要因消毒不严、细菌侵入、机体抵抗力弱而引起。有时则因经期或产褥期卫生注意不够造成，也有时继发于阑尾炎。慢性盆腔炎在妇科较常见，多为急性盆腔炎治疗不彻底所致。有时可无急性盆腔炎史。当机体抵抗力降低时，慢性盆腔炎患者可有急性发作。常见致病菌为链球菌、大肠杆菌、葡萄球菌、淋菌及厌氧菌。中医认为本病多因湿热邪毒侵及盆腔，气血瘀阻所致。气血瘀阻，气机不畅，阴虚内热而见大便秘结之证，故可用增液汤治之。

【病案举例】

王某，女，36岁，2000年4月30日因下腹部胀痛半年，加重1周来诊。症见下腹部胀痛，拒按，手足心微热，烦躁易怒，盗汗，白带色黄量多有异味，月经不调，色暗黑有块，行经时腹痛剧烈，纳寐均差。大便先干后溏，夹有黏液，小便色微黄。B超示：盆腔炎。外院结肠镜示：慢性结肠炎。舌质红微紫暗，苔薄黄腻，脉沉弦滑。此为阴虚内热，肝旺脾虚湿滞所致。治宜滋阴清热，健脾除湿。投增液汤合平胃散加味：玄参 15g，麦冬 15g，生地黄 15g，陈皮 12g，苍术 15g，厚朴 12g，甘草 3g，白芍 15g，白术 15g，防风 12g，薏苡仁 30g，诃子 12g。服药 20 日后，腹胀痛明显减轻，大便时干时溏，夹有少许黏液。以上方稍化裁与六君子汤合痛泻要方加味交替治疗 2 月后，腹胀痛除，大便正常，已无黏液，仅存月经不调。投增液汤合平胃散与逍遥散合失笑散分别加味调治 1 月后，翌月月经来潮时已转正常。B 超复查盆腔炎已治愈。[9]

按：盆腔炎为妇科常见病之一，其症常见小腹或少腹疼痛拒按或坠胀，发热，白带增多等。本例患者 B 超示盆腔炎，临床见腹胀痛、手足心热、烦躁易怒盗汗等症，既有肝旺脾虚湿滞之症，又见阴虚内热、虚热内扰的表现，故治以玄参、麦冬、生地滋阴增液，陈皮、苍术、厚朴行气健脾化湿，白芍、白术、防风、诃子养血和营固表止汗，甘草调和诸药，诸药合用，共奏滋阴清热，健脾除湿之功。

二、缺乳

以产妇在哺乳期乳汁甚少或全无为主要表现的产后疾病，称为缺乳。乳汁的分泌与乳母的精神、情绪、营养状况、休息和劳动都有关系。任何精神上的刺激如忧虑、惊恐、烦恼、悲伤，都会减少乳汁分泌。乳汁过少可能是由乳腺发育较差，产后出血过多或情绪欠佳等因素引起，感染、腹泻、便溏等也可使乳汁缺少，或因乳汁不能畅流所致。对前者西医尚无特殊处理方法，对后者可用催产素肌内注射，以促使乳汁流出，或用吸奶器等方法。

缺乳之病名见于《诸病源候论》，又名乳汁不行、无乳。中医认为本病有虚实之分。虚者多为气血虚弱，乳汁化源不足所致，一般以乳房柔软而无胀痛为辨证要点。实者则因肝气郁结，或气滞血凝，乳汁不行所致，一般以乳房胀硬或痛，或伴身热为辨证要点。临床需结合全身症状全面观察，以辨虚实，不可单以乳房有无胀痛一症在定。缺乳的治疗大法，虚者宜补而行之，实者宜疏而通之。

【病案举例】

1. 王某，27 岁，教师，1985 年 2 月 1 日初诊。1984 年 12 月剖宫产，产后 42 天，乳汁少而清稀，婴儿每日靠人工喂养牛乳。自觉神疲乏力，心悸气短，语音低微，大便干燥，舌红、苔白，脉沉细无力。四诊合参，证属阴虚，气血津液不足所致，治以增阴液，补气血，下乳。

方选增液汤加味。处方：玄参、生地黄、麦冬各20g，当归、路路通、王不留行各15g，黄芪30g。水煎服，每日1剂。并嘱多饮肉汤。3剂后乳汁增多，6剂后乳汁充足，自觉症状好转，继服3剂调理善后。

按： 患者由于剖宫产分娩，产时出血过多气血亏虚，耗伤阴液，上不能生乳，下不能润肠，因而缺乳、便秘。用增液汤补阴液，伍黄芪、当归补血汤补气血；路路通、王不留行通经活络，使乳汁化源充盛，畅行无阻而获效。[2]

2. 王某，女，27岁，剖宫术后，乳汁少而清稀，婴儿每日靠人工喂养牛乳。自觉神疲乏力，心悸气短，语声低微，大便干燥，舌红，苔白，脉沉细无力。中医诊断：缺乳。证属阴虚，气血津液不足，治以增阴液，补气血，下乳之法。处方：玄参、生地、麦冬、当归各20g，黄芪30g，路路通、王不留行各15g。水煎服，每日1剂，并嘱多饮肉汤，5剂后乳汁增多，继服6剂后乳汁充足，自觉症状亦有所好转。[3]

按： 患者由于剖宫分娩，产时出血过多，气血亏虚，耗伤阴液，上不能生乳，下不能润肠，因而缺乳、便秘，故用增液汤补阴液，伍黄芪、当归补气血，路路通、王不留行通经活络，使乳汁化源充盛，畅行无阻而获效。

三、产后发热

产后发热是产科常见病证之一。表现为产妇分娩后持续发热，或突然高热，并伴有其他症状。多因分娩时失血耗气，正气亏损，或产时不洁感染邪毒；或产妇元气虚弱，卫外不固，感受风寒、风热之邪；或产后恶露不下，瘀血停滞，瘀久化热；或产后血虚，营阴不足，虚热内生而发热。总之，本病的病因病机主要是产时感染邪毒，或体虚感受外邪、或瘀血内阻、或伤食、或蒸乳，或血虚，以致邪正交争、气机壅阻、营卫失和而造成发热。常见证型有：①感染邪毒型产后发热。②外感风寒型产后发热。③外感风热型产后发热。④血瘀发热型产后发热。⑤血虚内热型产后发热。

【病案举例】

张某，32岁，工人，1984年4月16日初诊。侧切助产，产后1周，体温37.6～39℃之间，分娩前无阴道流血流水，体温37.2℃，经西医输液、抗菌消炎、解热治疗，体温仍持续不退，自觉发热恶寒，无项背强痛，口干渴欲饮，面色红赤，唇红略干，皮肤触之较热，大便干燥，2天未行，小便黄。两乳房无红肿触痛，宫底脐下2指，恶露少量无味，会阴侧切处无红肿及脓性分泌物，舌红绛、苔老黄而干，脉数有力。X线胸透：肺纹理增强。X线胸部摄片：未见异常。血常规：白细胞 $2\times10^9/L$，中性粒细胞0.71，淋巴细胞0.29，血红蛋白200g/L，血沉 >70mm/h。尿常规：正常。诊为热毒内陷而致产后发热。治以滋阴养血，清热解毒。方用增液汤加味。处方：生地黄25g，玄参、麦冬、益母草各20g，黄连、紫花地丁、淡竹叶、丹参、蒲公英各15g，大黄5g。水煎服，每日1剂。服3剂，发热不恶寒，口干不渴，大便通1次，色黑，舌红、苔黄腻，脉细数。体温36.4℃，脉搏84次/分。前方减大黄，加黄芩20g，再服3剂而愈。

按：该患者产前既发热，产时失血过多，产后体虚，营阴不足，虚热内生，故大便燥结于内。同时还见有热与阳明之症，故治疗不仅要增液补阴，还要清热解毒，因此用增液汤滋阴增液，同时酌加黄连、紫花地丁、竹叶、蒲公英等清热解毒之剂，同时以益母草、丹参活血化瘀，大黄泻下积滞而获全效。[3]

四、阴道干涩症

外阴及阴道干燥不堪，甚至出现摩擦痛等表现，称为外阴干燥症。常发生于中年妇女，伴有性冷淡、厌恶和恐惧等症。本病的病因病机，主要是肝、脾、肾功能失常。肝脉绕阴器，又主藏血，为风木之脏；肾藏精主生殖，开窍于二阴；脾主运化水湿，脾之健运失常则无以濡润阴器，故见干燥诸症。是以临床运用增液汤滋阴增液以治之。

【病案举例】

刘某，42岁，家居岭区。1999年4月9日初诊。患者14岁月经初潮，结婚20年，婚后夫妻生活正常，生1男2女。1年来，患阴道干涩症，心情烦躁，性交时有疼痛感，逐渐厌恶性生活，罕有快感。多处求医，曾按围绝经期综合征治疗，疗效不佳。1年来月经明显减少，色暗质稠，量少，经行1天半，白带量少，色黄，略有臭味。泪液减少，常感两眼干涩。喜饮水，大便干结，约3~4日一解。舌红干、苔薄黄而燥，脉细弦数。证属：肾阴亏虚，津液化生不足。治以补肾生津，调肝理气。方用增液汤加味：玄参、生地各20g，麦冬、黄精、桑椹子各15g，香附、白芍、柴胡各10g，西洋参6g（另煎）。水煎服，每日1剂。服药9剂症状消失，继服6剂巩固疗效。

按：患者家居岭区，劳动强度较大，饮水困难，且生育较多，导致肾阴亏虚，不能化生津液，津液不足，不能濡润，因而阴道干涩、眼干泪少。方用增液汤加味，滋阴补肾，使肾主水化生津液之功能逐渐恢复，佐以调肝理气，使气行则水行，诸症逐渐消除。[8]

参考文献

[1] 王锦春，王雪梅．增液汤治疗月经不调刍议．云南中医学院学报，2004，27（4）：41，43.

[2] 那素梅．增液汤加味治疗妇科杂病举隅．新中医，1998，30（3）：34-35.

[3] 孙蓓．增液汤临证配伍应用．吉林中医药，2006，26（4）：45-46.

[4] 欧阳紫婷，钱平．加味增液颗粒剂与耳穴贴压治疗重症妊娠恶阻60例临床观察．湖南中医药导报，2004，10（11）：23-25.

[5] 高美格．增液汤治妊娠恶阻重症45例．河北中医，1997，19（4）：17.

[6] 王苏阳．增液汤加减治疗妊娠病验案4则．山西中医，2004，20（5）：43.

[7] 蔡丹青，蔡懋戈．增液汤治疗羊水过少的疗效观察．中国现代医生，2007，45（13）：80-81.

[8] 李渭阳，王棣州．增液汤临床运用举隅．陕西中医，2002，23（7）：654-655.

[9] 李广文．增液汤合平胃散治验举隅．河南中医，2002，22（1）：45.1.

第三章

儿 科 疾 病

一、小儿便秘

小儿便秘可见大便干、硬难解，或隔 2 ~ 3 天甚至更长时间才排便一次。多因饮食不当、乳食积滞，燥热内盛等引起。小儿体属纯阳，感邪易从热化，稚阴更易受伤，故常见便秘之症。

【临床运用】

1. 欧阳氏运用三仙增液汤治疗小儿顽固便秘 54 例，其中男 23 例，女 31 例；年龄 6 个月至 7 岁；病程均 3 个月以上，最长达 2 年 3 个月。经检查除外先天性肛门狭窄和先天性巨结肠等先天畸形疾病，全部病例均表现为大便干硬、排便困难，自行排便间隔时间 3 ~ 7 天，其中 37 例几乎每次都须以泻下类药（含大黄、芒硝、番泻叶或酚酞等）或开塞露等通便。其他伴发症状依次为：食欲缺乏 50 例，消瘦 39 例，偶尔大便带血 15 例，肛裂 3 例，外痔 3 例。喂养及饮食情况：本组中婴儿全部为主食牛乳的人工喂养，幼儿和学龄前儿童均有偏食习惯，尤以蔬菜水果类进食过少为突出。口服三仙增液汤以 1 岁为例，药用生地 15g，玄参、麦冬各 12g，山楂、神曲、麦芽各 10g，甘草 3g。水煎 2 次，每次 20 分钟，合并两次药汁一日分 3 次服完。根据大便软硬状况及解便次数酌情增减剂量，以维持每日 1 ~ 2 次成形软便为佳。连续服药 30 天为一疗程，停药观察 1 周，如出现大便间隔时间延长或转为干硬大便则继续第二疗程服药。服药同时配合饮食矫治法和训练排便习惯。第二疗程结束，停止服药，但仍继续以上第二、第三项措施。治疗结果本组54 例痊愈 43 例，好转 7 例，无效 4 例，有效率 93%。[1]

2. 邓氏等运用增液汤加味结合外治法治疗婴儿药源性便秘 120 例，其中男 54 例，女 66 例，平均月龄 7 ± 4.12。针对病因进行治疗，停用一切引起便秘的药物。治疗组：以润肠通便为治则，内服中药增液汤加味，处方：生地 5 ~ 10g、玄参 5 ~ 10g、麦冬 3 ~ 6g、火麻仁 15 ~ 30g、肉苁蓉 3 ~ 6g、大腹皮 5 ~ 10g、枳壳 2 ~ 5g、薏苡仁 10 ~ 20g、鸡内金 1 ~ 3g、甘草 3 ~ 5g。根据月龄和服药后的反应调整药物和药量，10 日为1疗程，服药后便秘消除者，不再服药。外治法：采用肛门栓剂肥皂条插入肛门诱导排便，把长7cm的肥皂块切成若干条直径7mm的肥皂条备用，先用九华膏外搽肛门，以作润滑和镇痛之用，再用小肥皂条缓慢插入肛门约2~4cm，根据患儿耐受程度停留数秒至十几秒，然后拔出。每天定时使用1次，10日为1疗程。小儿推拿：捏脊（以两指或三指，轻拿提捏住脊柱两旁的皮肤，由下向上，即从尾骶部逐步提捏至大椎，每次捏3~5遍），摩腹（用手掌在小儿腹部作顺时针的环形运动，每次3~5分钟）。教会家长手法，在家进行，每天1~2次，10日为1个疗程。结果：治愈109例，有效9例，无效2例，总有效率98.3%，治愈时间（5.07±2.59）日。[2]

【病案举例】

1. 李某，女，3岁，1999年3月26日以"大便干燥，排便困难2年"就诊。以前曾反复使用开塞露、果导片、上清丸、麻仁丸、番泻叶，虽可畅快一时，旋即又秘结难下，近半年来完全依赖泻药通便，曾在某医院作钡剂灌肠摄片检查无特殊发现。患儿平时喜食香燥之物，厌恶蔬果，形体虽显消瘦，但精神颇佳，特别好动，夜间睡眠不安，常常汗出湿衣。舌质偏红，舌苔薄白，脉略细数。诊为津枯肠燥，无水舟停。予三仙增液汤口服，生地、玄参、麦冬皆用至30g，每日1剂。并嘱多食鲜蔬水果和训练定时排便。2剂后大便畅行，服至第5剂时大便转为稀溏，日下2~3次。乃减少生地至15g，玄参、麦冬各12g，基本维持每日1~2次成形软便。其间进食渐增，睡眠好转。服至1个月时体重增加1.2kg，后改为两日服1剂，服满2个月后停药，仍能继续保持大便畅通，每日定时排便，体重增加至15kg，精神食欲良好，随访至今无复发。

按：便秘一证，其病位在大肠，与胃的关系亦十分密切，如果胃肠功能正常，则大便畅通。由于脾与胃、肺与大肠是表里关系，肾开窍于二阴、主司二便，故排便又与肺脾肾三脏的调控有关。此外气的推动，精血津液的滋养润滑都是维持排便功能正常的重要因素，各种外因、内因、不内外因所致的脏腑失调、气血精津障碍都可能导致便秘发生，因此本病的病因病理较为复杂。但小儿慢性顽固性便秘的最直接最关键的病理环节是津液干涸、肠失濡润。这可能与小儿体属纯阳，感邪易从热化，稚阴更易受伤的生理病理特点有关。

增液汤系吴鞠通为阳明温病津液不足、大便秘结而设，方中大剂玄参、麦冬、生地滋阴润燥，增益津液，使干涸的肠管滋润，粪便得以自下，犹如水涨船行，故称"增液行舟"之法。以此治疗慢性顽固便秘与其关键的病理环节甚为贴切，加人号称"三仙"的神曲、麦芽、山楂消积导滞、和中助运，更加适合小儿脾常不足易致乳食停滞的生理病理特性。实践证明临床疗效确切。值得提到的一是剂量要足够大，大到服药后能自行排便每日 1～2 次；二是疗程要足够长，以免停药后复发。本方无毒，口感亦佳，长期应用未见不良反应。调整饮食结构和训练排便习惯是治疗本病的重要辅助措施，从一定意义上讲甚至是治本之举，必须坚持不懈，持之以恒。三仙增液汤维持正常排便为调整饮食、培养按时大便习惯提供了充分的时间保证，同时也摆脱了对泻药的依赖，通过充分的饮食矫正和排便训练建立起小儿正常的生活习惯和排便规律，从而彻底治愈本病。[1]

2. 钱某，男，4 岁，2000 年 9 月 4 日初诊。患儿大便干结 1 年余，每次排便间隔 3～5 日，甚至便秘不通，用开塞露及软皂灌肠，大便才可排出。每次排便非常痛苦，哭闹不止，有时大便后带几滴鲜血。患儿平素食少纳呆，形瘦，面色少华，口渴舌干，舌质红、少津，舌苔中心光剥，脉细数。辨证属胃阴不足。治宜养胃育阴、润肠通便。方用养阴增液汤加减治疗：沙参 15g，麦冬、玉竹、石斛、火麻仁、桃仁各 10g，白芍、生地黄各 7g，甘草 5g。服药 2 剂后，便通，原方再服 7 剂以巩固疗效，并嘱注意患儿多吃蔬菜。2 个月后，随访未复发。

按： 小儿脏腑娇嫩，形气未充，若禀赋不足或后天失养，都可造成津液不足。该患儿平素厌食、体瘦、口干口渴、面色少华，乃胃阴不足之征，津液不能滋养大肠，而致便秘。方用沙参、麦冬、玉竹、石斛、生地黄、白芍养胃生津；火麻仁、桃仁润肠通便，药效较缓，适合小儿。[3]

3. 患儿女，3 个月，主诉：便秘 2 个多月。患儿自出生后 10 日起，因家人认为婴儿"热气"，给予七星茶喂服，服后第 2 天开始不排大便，家人更认为婴儿"热气"严重，继续每天煲七星茶喂服，至第 4 天仍未见婴儿排便，遂带患儿到某医院诊治，医生给予开塞露通便，用后即能排便，但之后不用开塞露就不排便，家人继续每天煲七星茶喂服，如此持续了 2 个多月，后由家人带来诊治。检查患儿营养中等，发育正常，腹稍胀，左下腹扪及条索状硬块，肛门 6 点位肛裂，舌苔白厚，指纹淡紫。诊断：药源性便秘，合并肛裂。治宜润肠通便，方用增液汤加味：生地 6g、玄参 6g、麦冬 6g、火麻仁 15g（打碎）、鸡内金 2g、肉苁蓉 6g、甘草 2g，并嘱家人停止一切自我药疗，教会家人每天定时用肥皂条插肛诱导排便和捏脊、摩腹手法，用九华膏外搽肛门，服药 1 剂加上肥皂条外用，患儿即能排下大便，之后隔日服 1 剂，共服 3

剂后，停用一切药物，大便能自解而告愈。

按： 小儿便秘，或因先天气血不足，或因后天失养，津液匮乏，且小儿为纯阳之体，感邪易从热化，各种原因导致的脏腑失调、气血精津障碍都可能导致便秘发生。本例患者属药源性便秘，但其病机根本在于津液匮乏，故以增液汤加味治之。[2]

4. 患儿男，8个月，主诉：便秘半年多。患儿足月顺产，出生后胃纳好，吃奶多，生长快，2个月时体重已从出生时的3kg增至8kg，此时家人认为幼儿有胃热食滞，遂给予交替喂服保婴丹、抱龙丸、五宝散、七星茶、谷麦芽等药，从此患儿开始出现胃纳下降，大便几天不解，到某医院诊治，服妈咪爱，用开塞露通便，但胃纳仍时好时差，大便需依赖开塞露，体重不增，而由家人带来诊治。症见：大便3日未解，腹胀，纳呆，面色不华，头发疏黄，体重7.5kg，身长70cm，腹部扪及粒状硬块，肛门5、11点位肛裂。诊断：药源性便秘，合并肛裂。治宜润肠通便，健运脾胃，方选增液汤加味：玄参8g、生地9g、麦冬5g、茯苓10g、莱菔子6g、肉苁蓉6g、首乌8g、火麻仁15g（打碎），甘草3g，日1剂，分上、下午服，并嘱家人停止一切自我药疗，用九华膏外搽肛门，教会家人每天定时用肥皂条插肛诱导排便及捏脊、摩腹手法。服药2剂后解下先粒状后烂臭秽大便，日3次，遂停药1日，隔日再服，如此服药3剂，患儿胃纳增进，大便日1~2次。复查患儿腹胀已消，肛裂已好转，虽大便已通，脾胃尚虚，再以香砂六味丸调理善后。之后患儿每遇便秘，家人必带来诊治，以上法治疗每能生效。

按： 本例患儿亦是药源性便秘，由于便秘日久，阴液匮乏较甚，故并见肛裂。根据其阴虚肠燥的根本病因，以增液汤加味治之。方中增液汤养阴增液，增水以行舟，辅以茯苓、莱菔子等健脾之品，同时选用肉苁蓉、首乌、火麻仁等养血润肠之品，共奏润肠通便，健运脾胃之功。[2]

二、小儿厌食证

小儿厌食症是指小儿较长时间厌恶进食，食欲不振，甚至拒食的一种儿科常见疾病。小儿厌食症是临床常见病，近年来逐渐增多，由于平素患儿父母过于溺爱，妄投滋补，或依其所好，养成偏食习惯或进食不定时，生活不规律，皆可导致脾胃受损。脾主运化，输布精微，胃主受纳，腐熟水谷，脾胃俱伤则受纳运化均受影响，导致不思食欲，甚则拒食，而父母们给予高热量饮食，多食零食、甜食或强迫多食，积滞生热，消耗脾胃阴液，脾胃阴虚，兼有食积是基本病机特点。

【临床运用】

1. 杨氏运用养阴增液汤加捏脊治疗小儿厌食症 52 例，其中男 36 例，女 16 例；年龄最小 1 岁，最大 9 岁，1～3 岁 11 例，4～9 岁 31 例；病程最短 1 月，最长 3 年。此法辨证分型均表现为不喜纳食，口干喜饮水或食物入口即用舌推出，形体消瘦，毛发稀疏无光泽，脾气暴躁易激动，寐时有烦躁，大便偏干，小便黄赤，舌质红少津，苔花剥，脉细数。治疗方法以养胃增液汤为主，基本方药：麦冬 10g，石斛 10g，玉竹 10g，生地黄 12g，乌梅 10g，焦山楂 12g，生谷芽 12g，白芍 10g，白扁豆 10g，甘草 3g。服药剂量：1～3 岁患儿用上方剂量的 1/2 剂量；4～6 岁患儿用 2/3 剂量；学龄儿童用原方剂量。水煎服，日 1 剂，10 日为 1 个疗程。同时配合捏脊治疗。结果如下：显效 36 例，体重增加 >0.5kg，食欲、食量均恢复正常，伴随症状消失。好转 14 例，体重增加 >0.25kg，食欲、食量及伴随症状改善。无效 2 例，体重无明显增加，伴随症状亦无明显改善。总有效率 96.2%。[4]

2. 李氏运用养胃增液汤治疗小儿厌食症 38 例，男 24 例，女 14 例。年龄最小 1 岁，最大 13.5 岁：1～3 岁 12 例，3～6.5 岁 10 例，6.5～12 岁 8 例，8～12 岁 4 例，>12 岁 4 例。治疗基本方为养胃增液汤加减组成：太子参 10g、生地 10g、沙参 10g、胡黄连 6g、石斛 10g、乌梅 10g、白术 10g、枳实 6g、佛手 10g、陈皮 15g、鸡内金 10g、焦山楂 10g、炒麦芽 10g、甘草 10g，水煎服，每日一剂，连用 1 月后复诊，见效继续服，以后每周复查一次，共 4 次。同时配合西医常规治疗。结果：64.8% 病例 1 周内食欲好转，17% 于 2 周食欲好转，其中食欲恢复正常者占 52.5%，食欲恢复到中等者占 35.5%，治疗前后比较差异有显著性（$P<0.05$）。

按：随着社会的发展，人们生活水平不断提高，儿童饮食结构也发生了很大的变化。厌食为儿科常见病、多发病，各地医院儿科长期以来非常重视对该病的研究，其实小儿厌食发病率逐年居高不下的原因与过食肥厚味及小食品有关。小儿属"纯阳之体"，具体有"稚阳未充"，"稚阳未长"的生理特点。在生机勃勃的生长发育过程中，其赖以荫苗，所以小儿疾病，多从热化尤为突出。小儿厌食症在古代属于疳积范畴。钱乙在《小儿药证直诀·诸病》一书中云："疳皆脾胃病"。本病由于饮食失节，损伤脾胃，日久化热，灼津伤阴，脾脏失其濡润，运化失常，饮食停滞而发生厌食。本着审证求因，审因论治的治疗原则，采用滋阴清热，消积导滞法，方中太子参、生地、沙参滋阴生津，使胃阴足脾气健，知母、胡黄连清热而不伤阴，石斛、乌梅"酸甘化阴"，生津而不寒凉，以上为主药，宗脾健不在补贵在运的原则，取佛手清香而不烈，性温而不峻的行气之功，枳实、白术、陈皮和中化滞，佐鸡内金、山楂、炒麦芽消食启脾，使排泄加速，有食欲。[5]

【病案举例】

1. 王某，女，4岁。自3岁半起食欲不佳，平素嗜食香燥食物，很少食蔬菜，体重增长较为缓慢，口干喜饮水，寐差，便结。素日任性易怒，虽经多方用药但疗效不佳。于2006年6月17日来诊，求治于中医。诊：患儿形体消瘦，面色少华，发稀干枯，唇干，便结，舌质红，苔剥脱，脉细略数，体重12.3kg，诊断为厌食症。中医辨证，脾胃阴伤。处方：麦冬6g，石斛6g，玉竹6g，生地黄10g，乌梅6g，焦山楂10g，生谷芽10g，白芍6g，白扁豆6g，北沙参6g，火麻仁6g，甘草3g，水煎服，日1剂，10剂，加捏脊一疗程10日。患儿食欲大增，测体重为13.6kg。守方继服5剂，以巩固疗效。

按：组方选酸甘润泽之品，意在养脾和胃，阴柔濡润，使胃气通降而善食，养胃生津而食增，养胃增液汤基于上述病机特点而设。药理研究证明，生地黄、麦冬、石斛、玉竹养阴生津，滋阴除烦；乌梅、扁豆、白芍口味酸感，促进食物液分泌，促进胃肠蠕动吸收，使食欲大增，焦山楂、生谷麦芽含有丰富的消化酶，能加强消化，增进胃肠吸收功能，全方具有滋阴养胃，酸甘化阴之功，其效优于消导快峻之品，适于儿童服用。同时结合中医传统捏脊法，背部为督脉及足太阳膀胱经循行之路，脏腑之俞穴，为五脏阴阳之所会，脏腑精气之所注，经络气血之所归，故捏拿背部可以疏通气血，调理脏腑功能，尤以调理脾胃的功能更为突出，二者结合疗效更佳。[4]

2. 李某，男，6岁，1998年5月10日初诊。患儿不喜进食2年余，形瘦，面色少华，口干多饮，皮肤干，大便干燥，舌质红，舌苔光剥少津，脉细。辨证属胃阴不足。因胃阴不足，水谷少入，津液无由化生，阴伤则液乏。治宜养胃育阴。方用养阴增液汤加减：北沙参、麦冬、玉竹、白芍各10g，石斛15g，山药10g，甘草5g。7剂，水煎服，每日2次。

复诊：食欲增加，原方再服10剂，以巩固疗效。1个月后随访，饮食正常，面色好转，大便为黄色软便，舌质、舌苔均正常。

按：本案属胃阴不足之证，药宜柔润、清降，不宜滋腻，否则有碍脾运。方中沙参、玉竹、石斛、白芍、生甘草酸甘化阴，清而不滋，加麦冬以增加养阴生津之功。因该患儿有脾气不足之证，故加山药以补益之。山药性平不燥，健脾而不碍脾运。治胃多宜清降，运则胃生。治胃之药，须防碍脾。[3]

三、小儿腹痛

腹痛为小儿常见病之一，其病机有食积、虫积、胃阴亏虚、肠道气机紊乱等，治疗当据临床表现辨证——处之。

【病案举例】

王某，男，7岁，1999年10月9日初诊。患儿间断腹痛、腹胀1年余。平素厌食、偏食，形瘦口干，口臭，大便干燥，舌质红，苔中心剥脱少津，脉细数。腹部透视，见肠积气，化验血便常规均未见异常。辨证属脾虚失健，胃阴不足。治宜健脾养胃育阴、行气止痛。药用沙参15g，麦冬、玉竹、山药、石斛各10g，白芍15g，乌梅10g，枳壳10g，甘草5g。服药3剂后，腹痛明显好转，白芍减至10g，继服7剂。1个月后复诊，腹痛、口臭、便秘等症状消失，饮食好转，舌苔、脉象均正常。

按： 该患者以腹痛来诊，但证结属胃阴不足，给予养阴增液汤加减治疗。方中山药健脾；沙参、麦冬、王竹、石斛、乌梅养胃育阴；白芍、甘草有缓急止痛的功效；加枳壳行气除胀。本方作用较缓和，适用于小儿。[3]

参考文献

[1] 欧阳作理．三仙增液汤治疗小儿顽固便秘．四川中医，2001，19（6）：62－63.

[2] 邓丽莎，李伟元，莫珊．增液汤加味结合外治法治疗婴儿药源性便秘120例．实用医学杂志，2002，18（1）：102－103.

[3] 刘丽薇．养阴增液汤治疗小儿杂症3则．中国中医药信息杂志，2005，12（3）：85.

[4] 杨海波，刘洪翠，宋明霞．养阴增液汤加捏脊疗法治疗小儿厌食证52例．河南中医，2008，28（8）：64.

[5] 李晓云．养胃增液汤治疗小儿厌食症临床和观察．国际医药卫生导报，2006，12（8）：100－101.

第四章

耳鼻喉科疾病

一、急性咽炎

急性咽炎是咽部黏膜或黏膜下组织感染致病菌所引起的急性炎症，以咽部红肿疼痛，或干燥、异物感，咽痒不适等为主要表现。急性咽炎是临床常见病之一，属中医学"喉痹"、"风热喉痹"范畴。痹者，闭塞不通也。本病的形成，多因起居不慎，肺卫失固，致风热邪毒乘虚侵犯，由口鼻而入直袭咽喉，以致咽部红肿疼痛而发为风热喉痹。若因失治误治，或平素肺胃积热，则邪热传里而出现肺胃热盛的重证。素体虚寒者，风寒之邪犯于皮毛，内应于肺，壅结于咽喉，则可表现为风寒喉痹。本病属外邪侵犯的实证，辨证的重点在于区分表、里，初起邪在肺卫多属表证，病情较轻，虽有风寒与风热之分，但热者十居八九，寒者十居一二，且往往在短时间内寒邪亦从热化。病至两三日，若外邪不解，常可循经传里而出现里实热证，病情较重。临床上常将本病分为风热外侵、风寒袭肺及肺胃热盛三个证型论治。

【临床运用】

王氏应用银翘散合增液汤治疗急性咽炎 52 例，男 32 例，女 20 例；年龄 20～72 岁，平均 43 岁；病程 1～7 日，平均 3 日。口服银翘散合增液汤，药物组成：金银花 15g，连翘 15g，桔梗 12g，芦根 12g，竹叶 10g，甘草 10g，牛蒡子 12g，薄荷 10g，生地黄 12g，玄参 12g，麦冬 12g，山豆根 12g，射干 12g。水煎服，日 1 剂，分 2 次早晚服用。结果：治愈 43 例，好转 8 例，未愈 1 例，总有效率 98.00%。[1]

【病案举例】

患者，男，34 岁，2001 年 10 月 9 日就诊。主诉：咽喉疼痛 7 日，伴有咽干咽痒，吞咽不利，发热恶寒，大便干结，舌红，苔薄黄，脉浮数。曾服阿莫西林胶囊，红霉素片等治疗，效果不佳。测体温 38℃，两肺听诊无干湿性啰音。咽部充血，扁桃体Ⅱ度肿大，咽后壁淋巴滤泡肿大。中医诊断：急喉痹，风热外侵型。辨证为风热上犯，伤阴传里，热毒炽盛。治宜疏风清热，养阴凉血，解毒利咽。银翘散合增液汤加减：金银花 20g，连翘 15g，桔梗 12g，芦根 12g，牛蒡子 12g，生地黄 12g，玄参 12g，麦冬 12g，山豆根 12g，牡丹皮 12g，赤芍 12g，大黄 6g，甘草 6g。水煎，分 2 次服，日 1 剂。连服 3 日，咽痛等症状消失，体温正常，咽部检查无充血，临床治愈。

　　按：银翘散和增液汤均出自《温病条辨》，银翘散用以治疗温病初起，风热表证；增液汤则主治阳明温病，津液不足。笔者在长期临床实践中，将两方合用治疗急性咽炎，取得了较为满意的疗效。急性咽炎常伴有发热、恶寒、头痛、咳嗽等风热表证，若单以银翘散解表清热，往往表证解除后，仍遗有咽痛、咽干，数日不愈。增液汤养阴生津，凉血解毒。方中金银花、连翘、竹叶、薄荷疏风解表，芦根下泄热邪，桔梗宣通肺气，生地黄、玄参凉血解毒，麦冬滋阴生津，牛蒡子、山豆根、射干解毒利咽。诸药合用，效果显著，且无明显不良反应。[1]

二、慢性咽炎

　　本病是以咽部红肿疼痛，或干燥、异物感，咽痒不适等为主要表现的咽部疾病。慢性咽炎是咽部黏膜、黏膜下及淋巴组织的弥漫性炎症，为临床常见病、多发病。慢性咽炎好发于成年人，病程较长，症状顽固，不易治愈，复发率高。检查咽部黏膜弥漫充血、增厚，咽后壁散在的淋巴滤泡。慢性咽炎常由咽部反复炎症所致，其发病多因空气污染，用喉过度，以及生活上熬夜过多，饮食辛辣、煎炸燥热之品所致。中医认为本病多由素体肺肾阴虚，或风热喉痹反复发作，余邪留滞不清，伤津耗液，使阴液亏损，咽喉失于濡养，兼之虚火上的，从而导致本病的发生。中医认为，上述病因常致人体阴津亏损，虚火上炎，上炙咽部，致使痰浊凝滞咽部，故处方选用增液汤来滋阴治其本；用知母、黄柏清其虚火；用桔梗通咽利喉；浙贝、全蝎软坚散结，以消其痰浊；选龟板、牛膝滋阴潜阳，引火下行；选泽泻泻其相火。临床证明，用增液汤加减治疗慢性咽炎有显著疗效。

【临床运用】

　　1. 陈氏等运用 60 例慢性咽炎患者，随机分为两组，每组 30 例。对照组中男 13 例，女 17 例；年龄 6～61 岁；病程 2 个月至 12 年。治疗组中男 14 例，女 16 例；年龄 4～65 岁；病程 2 个月至 10 年。对照组患者服用银黄含片，常规用量。治疗组采用中药加减增液汤治疗，并随症加减。方药组成：玄参 20g，麦冬 20g，生地 20g，百合 20g，射干 15g，桔梗 15g，浙贝母 10g，红花 6g，生甘草 10g。咽喉肿痛甚者加金银花 15g，蒲公英 15g，胖大海 15g；咽后壁滤泡增生者加当归 15g，郁金15g，陈皮15g，半夏10g。用法：每日1剂，每剂水煎2次，取汁1000ml，分3次口服。10日为1个疗程，治疗2个疗程后观察疗效。治疗期间，禁食烟酒及辛辣之品，防止疲劳，预防感冒咳嗽，避免诱发因素。结果：对照组30例，治愈10例（33.33%），显效3例（10.0%），有效8例（26.67%），无效9例（30.0%），总有效率70.00%。治疗组30例，治愈21例（70.00%），显效3例（10.0%），有效4例（13.33%），无效2例（6.67%），总有效率93.33%。治疗组治疗后疗效与对照组比较有显著性差异（$P < 0.05$），提示治疗组疗效优于对照组。[2]

2. 方氏等应用加味增液汤治疗慢性咽炎44例，其中男18例，女26例，年龄最大者54岁，年龄最小者22岁，平均年龄33岁。病程最长者12年，最短1年。参照《五官科学》诊断标准：慢性单纯性咽炎32例，慢性肥厚性咽炎12例。治疗应用加味增液汤，组方：金银花3g，桔梗3g，甘草2g，生地2g，麦冬2g，玄参2g，木蝴蝶3g，开水冲泡，代茶频频咽下。7日为1疗程，连服3~5个疗程。治疗结果：临床治愈（异物感、干燥、灼热微痛、发痒、干咳等症状消失，黏膜充血增厚、咽后壁淋巴滤泡增生、红肿等体征消失）34例，好转（咽部症状及体征减轻）6例，无效（咽部症状及体征无改善）4例，治愈率77.2%，总有效率90.9%。慢性单纯性咽炎32例，治愈30例（93.7%），好转2例（6.25%），慢性肥厚性咽炎12例，治愈4例（33.3%），好转4例（33.3%），无效4例（33.3%）。对用加味增液汤治疗获痊愈的34例患者进行随访，停用加味增液汤1年未复发者20例，停用加味增液汤2年未复发者8例。[3]

3. 楼氏等运用银翘增液汤加减治疗慢性咽炎208例，其中男性126例，女性82例；年龄7~68岁，平均42岁；病程1月至2年，平均6.7个月。所有患者均有不同程度的咽痒，干咳者占146例，咽干燥、灼热痛者占62例。咽部检查：咽黏膜多呈慢性充血，其中咽壁轻度干燥，附有少量黏性分泌物者109例；咽后壁淋巴滤泡充血，散在增生，融合成片状者72例；咽侧索增生变粗者27例。银翘增液汤基本方：玄参、麦冬、生地、银花、连翘、牛蒡子、射干、山豆根、鱼腥草各10g。加减：以咽痒干咳为主，加枇杷叶、杏仁、紫菀；以咽干燥灼热痛为主，加玉蝴蝶、天花粉；咳嗽多痰，可加款冬花、黄芩、桔梗、浙贝、瓜蒌皮。每日1剂，水煎分服，10剂为1疗程。经上述方法治疗，108例痊愈（症状完全消失。咽部检查：咽充血消退，色泽光滑，无分泌物，滤泡基本消退）；92例好转（症状基本缓解。咽部检查：咽充血基本消退，滤泡较前消退）；8 例无效（症状与体征同治疗前）。总有效率为 96.2%。治疗 1~2 疗程，好转、痊愈者为 82 例，3~4 疗程好转、痊愈者为 118 例，平均治疗时间为 2.68 疗程。[4]

4. 郭氏运用增液汤合甘桔汤加味治疗咽源性咳嗽 20 例，男 12 例，女 8 例；年龄 18~60 岁，平均 45.5 岁；病程最长 8 个月，最短 2 个月，平均 150 天。治疗用桔梗、生地、炙百部、大力子、天竺子各 9g，生甘草、腊梅花各 6g，玄参 12g，麦冬 15g；鼻塞流清涕加苍耳子、辛夷各 9g；小便黄赤加滑石 15g，淡竹叶 12g；痰黄稠厚加鱼腥草 30g，冬瓜子 18g；头痛头晕加白芷、川芎各 9g；胸闷脘痞加瓜蒌 15g、半夏 9g、黄连 3g；咽干甚者加花粉、沙参各 15g；咽部红肿痛甚者加射干 9g、板兰根 30g、大青叶 15g；咽痒甚者加僵蚕 9g、全蝎 3g、蝉衣 6g；咳甚者加诃子、五味子各 9g，乌梅 6g；大便干燥者加冬瓜子 18g，紫菀 20g。水煎服旧 1 剂，慢慢呷服，10 剂为一疗程。结果：治愈 3 例，显效 9 例，有效 5 例，无效 3 例，有效率 85%。[5]

5. 杨氏运用增液汤加减治疗慢性咽炎 140 例，男 83 例，女 57 例，年龄 21~57 岁，病程 3 个月至 23 年，其中咽部异物感 53 例，口干、隐痛、灼热 87 例。处方选用：玄参 15g，麦冬 18g，生地 30g，知母 18g，黄柏 15g，龟板 25g（先煎），浙贝 10g，全蝎 10g，桔梗 12g，泽泻 15g。咽部滤泡增生量多、色泽淡白、无充血者，加用玉桂 4g，桃仁 12g，桑椹子 15g。咽部灼热感重、疼痛、黏膜充血者，加川连 10g，天葵 10g，蒲公英 20g，丹皮 18g，赤芍 15g。若伴脾虚、腹胀闷不适，加党参 15g，茯苓 30g，川朴 15g，枳实 15g，山楂 25g，神曲 15g。每日 1 剂，早晚饭后半小时服用。治疗结果：53 例咽部异物感、晨起清嗓、黏膜萎缩或滤泡增生患者治愈 13 例，好转 37 例，无效 3 例，有效率 94.3%。87 例咽部隐痛、干燥、黏膜充血、滤泡增生患者治愈 65 例，好转 22 例，有效率 100%。[6]

6. 董氏等运用增液汤加减治疗慢性咽炎 62 例，其中男 32 例，占 51.6%，女 30 例，占 48.4%，年龄 27~53 岁，病程最长 25 年，最短 3 年，平均 6.7 年。治疗方法：口服中药增液汤加减，辅以雾化吸入。服用中药增液汤（玄参、麦冬、生地，加减石斛、南沙参、肥玉竹、金莲花、甘草等），7 天为一疗程，一般服用 3 个疗程。治疗效果：治愈 18 例，占 29.0%，显效 27 例，占 43.6%，有效 15 例，占 24.2%，无效 2 例，占 3.2%，总有效率达 96.8%。[7]

7. 胡氏运用增液汤加味治疗慢性咽炎 39 例，其中男 23 例，女 16 例；年龄 22~30 岁 8 例，>30~40 岁 21 例，>40~50 岁 7 例，>50

岁3例；病程最长2天，最短1个月。有5例伴有口腔炎，2例伴有声带息肉，1例伴有胃食管反流病。治疗均予增液汤加味治疗，基本方：玄参15g、麦冬15g、生地15g、桔梗10g、薄荷10g、橘核10g、丹参20g、夏枯草10g、赤白芍各10g、白芷10g、木蝴蝶10g、甘草6g。灼热痛甚加银花、南北沙参、牛蒡子，咳嗽甚加紫菀、百部，咽痒甚加蝉蜕，声嘶甚加荔枝核、田七，口腔炎加青黛、冰片外搽。上方每日1剂，煎3次，取汁600ml当茶频饮，且缓慢咽下，连服1周休息1日，1个月为1个疗程。结果：本组临床治愈13例，显效9例，有效14例，无效3例，总有效率92%。[8]

8. 王氏运用增液汤结合西医治疗慢性肥厚性咽炎62例，男28例，女34例；年龄最小的17岁，最大的65岁，平均年龄42岁；病程4周至5年。中医治疗以滋阴清热、行气散结、降逆化痰为主，增液汤合半夏厚朴汤加减：玄参20g，半夏、茯苓各12g，麦冬、生地、厚朴各10g，生姜9g，干苏叶6g。气机郁滞甚者加柴胡12g，郁金、枳壳各10g；胸闷者加郁金、枳壳各10g；胸痛者加瓜蒌、薤白各10g；胁痛者加川楝子、延胡索各10g；咽喉肿痛者加桔梗15g；咳嗽甚者加紫菀、款冬花各10g。根据患者的年龄、体质和病情随证加减药物和药量。日1剂，分2~3次口服。西医治疗以抗炎治疗，抗生素选用青霉素或环丙沙星等，结合征状配以调节神经的维生素 $B_1$20mg、谷维素20mg，1日3次，饭后口服，有必要时进行局部雾化吸入。结果：治愈48例，好转11例，无效3例，总有效率95.2%。

按： 慢性肥厚性咽炎约占慢性咽炎的80%，一般多见于急性咽炎反复发作、各种鼻病及呼吸道慢性炎症的患者。此类患者多伴有情绪不稳定。中医辨证多系肺肾阴虚，虚火上扰，复加肝郁乘脾，脾运不健，聚湿生痰，痰气郁结于咽喉，致咽中有异物感，咽后壁有黏稠分泌物附着。痰气结于咽喉，肺失宣降，故见胸胁满闷或为咳嗽喘急，甚则胃气上逆，出现恶心呕吐。治宜滋阴清热，行气散结，降逆化痰。增液汤之玄参、生地、麦冬滋阴清热；半夏化痰散结、降逆和胃；厚朴下气除满，助半夏散结降逆；茯苓甘淡渗湿，助半夏以化痰；生姜散结和胃止呕；干苏叶行气理肺疏肝。诸药合用，共奏滋阴清热、行气散结、降逆化痰之功。临床运用时随证加减，既解除症状，又消除病因，辅以西药抗炎和调节神经、局部雾化吸入等对症治疗，取得满意的疗效。[9]

【病案举例】

1. 刘某某，女，41岁，2006年11月3日就诊。患者咽痛、咽干、咽后部有异物感1年余，每遇劳累及感冒加重。多处就诊，服中西药无效，来我院就诊。查其咽腔充血水肿，咽后壁有大片淋巴滤泡，舌质红，苔薄白，脉细数。辨证为阴虚肺燥、津不上承。方药：玄参20g，麦冬20g，生地20g，百合20g，射干15g，桔梗15g，浙贝母10g，红花6g，生甘草10g，当归15g，郁金15g，陈皮15g，半夏10g。6剂后，诸症明显减轻。守原方20剂后，诸症消除。查咽后壁淋巴滤泡消失，病症痊愈。随访至今未再复发。

按： 慢性咽炎属中医"虚火喉痹"、"珠帘喉痹"范畴，其原因均系外邪直中，营血不和，邪郁不能外达，壅结于咽而成痹，痹结久则伤阴血，阴虚血亏，多以肺肾阴虚、虚火上炎、消烁津液为主。治疗宜滋阴降火、清热化痰、软坚散结、活血化瘀。增液汤原为《温病条辨》治疗阳明温病、热邪伤津、无水行舟所致之大便秘结而设。本案取该方滋阴润燥之意，去大黄、芒硝之伤阴泻药，加清热化痰、软坚散结、活血化瘀之浙贝母、桔梗、红花等药，取得较好疗效。方中玄参咸寒养阴、麦冬甘寒润肺、生地滋阴壮水，百合、射干、桔梗、甘草清热利咽，浙贝母化痰散结，红花活血化瘀，全方共显滋阴降火、清热化痰、软坚散结、活血化瘀之功效，使之津有所升，热有所清，痰有所清，瘀有所除。[2]

2. 患者女，37岁。职业教师。2003年9月16日就诊。主诉咽干咽痒反复发作5年余，曾服用中西药物治疗，疗效不明显。现感觉咽干微痛、发痒、干咳、恶心、咽部异物感，每逢食辛辣、讲课过久而上症加剧，咽部黏膜弥漫性充血增厚，咽后壁淋巴滤泡增生、红肿，舌边尖红，苔薄黄，脉细数。中医诊断：虚火喉痹。西医诊断：慢性肥厚性咽炎。治疗以加味增液汤开水冲泡代茶频服，连服3个疗程后，咽干痛减轻，咽部异物感消失，无咽痒干咳，继以加味增液汤服用2个疗程，咽部症状消失、黏膜无充血，咽后壁滤泡消失，随访2年未复发。

按： 慢性咽炎为咽部黏膜、黏膜下及淋巴组织的弥漫性炎症，属于中医"虚火喉痹"、"窨珠喉痹"、"阴虚喉痹"等症的范畴。以咽部干燥、灼热微痛、发痒、异物感、刺激性干咳为主证。病机为肺肾亏损、津液不足、虚火上炎、循经上蒸、熏蒸咽喉，而以肺肾阴虚，津液不足为根本。本方生地、麦冬、玄参三药配伍，功能增液润燥，方中玄参苦咸寒，养阴生津，启肾水以滋肺燥，麦冬甘寒增液润燥，生地甘寒养阴润燥，金银花清热解毒，木蝴蝶苦甘凉，功能清肺利咽，桔梗辛开散结，甘草清热解毒，后两味又为张仲景之"桔梗汤"。诸药配伍，共奏增液润燥，清热利咽散结之功。在服药期间，应少食辛辣刺激食物，避免过度发音讲话，多食富有清润作用的食物，如萝卜、马蹄等。[3]

3. 钟某某，男，42岁，教师。2001年3月27日初诊。患者感冒后不久出现咽痒、刺激性干咳已9月，说话多时咳嗽尤甚，严重时发生剧咳而影响工作。X线胸部摄片无异常。曾反复用抗生素及止咳对症药物，疗效不佳，而来就诊。检：咽部充血，咽部黏膜干燥，失去正常光泽度，伴淋巴滤泡充血增生，侧索增厚。诊断为慢性咽炎。处方：玄参、麦冬、生地、银花、连翘、牛蒡子、射干、山豆根、杏仁、鱼腥草、枇杷叶、紫菀各10g，玉蝴蝶5g。水煎服，每日1剂，1日2次。治疗1个疗程后症状明显好转。上方去玉蝴蝶，加黄芩10g，再服1个疗程，诸症基本消失。检：咽部黏膜恢复正常光泽度，淋巴滤泡较前明显缩小，已基本消退，咽侧索充血肿胀消退。随访6月无复发。[4]

4. 俞某某，女，36岁，农民。2002年5月6日初诊。患者咽喉部发痒，干咳，无痰，咳嗽以夜间明显，伴发作性胸闷气塞，曾多次服用抗生素及止咳对症药物，症状无好转，来本院就诊。检：咽部充血，黏膜干燥，咽后壁淋巴滤泡增生充血，咽侧索增厚充血。舌质偏红、苔薄，脉细数。诊断为慢性咽炎。处方：玄参、麦冬、生地、银花、连翘、牛蒡子、射干、山豆根、杏仁、鱼腥草、枇杷叶、紫菀各10g，玉蝴蝶3g。水煎服，每日1剂，1日2次。治疗1个疗程后症状明显好转，偶有干咳。检：咽部充血较前明显减轻，淋巴滤泡较前缩小，咽侧索充血肿胀基本消退。上方去玉蝴蝶，加黄芩、竹叶各10g，再服1疗程，咽痛干咳症状已完全消失，检：咽壁黏膜无充血，光泽度好，淋巴滤泡已基本不见，咽侧索肥厚不明显，随访6月无复发。

按：慢性咽炎为咽部黏膜及黏膜下淋巴组织的弥漫性炎症，常为上呼吸道炎症的一部分，也可因烟酒过度或常在刺激性气体和多尘的环境中生活及嗜用刺激性食物时发生。临床上大多采用抗生素消炎止咳等治疗，有时病程很长，症状顽固，不易治愈。患者常出现刺激性咽痒干咳，以夜间为多，严重时亦发生刺激性剧咳，少痰，也可伴有咽喉干燥，灼热痛。中医认为，本病乃为久病耗阴，劳损过度，肺阴多损，虚热内生，上犯咽喉而为病，以至咽喉失养。治宜滋阴润肺，清热利咽。故选用玄参、麦冬、生地以滋阴润燥；银花、连翘、牛蒡子、鱼腥草疏风解表，清热解毒；山豆根、射干清热利咽。临证之时结合具体病情再加减化裁，收到满意的效果。[4]

5. 刘某，女，40岁，2000年3月12日初诊。咽痒干咳5月余。5月前不慎受凉，出现鼻塞流涕，咽痒咽痛，干咳无痰。曾服用抗生素和止咳化痰药物，但效果不明显，刻下干咳无痰，咳嗽阵作，夜间尤剧，影响睡眠，咽喉作痒，如翎毛在喉，受凉后症状加重，舌质偏红，脉细。拍摄胸片双肺无异常。检查：壁红，咽后壁可见多枚淋巴滤泡增生，双肺听诊呼吸音清晰，未闻及干湿啰音。诊断为喉痹，咽源性咳嗽。证属阴虚火炎，治拟滋阴降火，润肺止咳。以增液汤合甘桔汤加味。药用桔梗、玄参、生地、麦冬、牛蒡子、紫菀、款冬花、天竺子、僵蚕各9g，生甘草、腊梅花、蝉衣各6g，炙百部、沙参各15g。水煎服旧1剂，服药2剂后咳嗽，5剂后痊愈。随访3个月未见发作。

按：咳嗽是急慢性咽喉炎临床表现之一，为了区分气管及肺部疾病产生的咳嗽，临床称之为"咽源性咳嗽"。中医学谓之"喉痹"，咽痒作咳为其辨证要点。因"手太阴肺脉循喉咙，足少阴肾脉循喉咙系舌本"（灵枢），故咽喉与肺肾二脏关系密切，以肺肾阴虚，虚火上炎表现为多见，所以滋阴清热，生津润燥为基本治则。方中玄参、生地、麦冬增液汤，启肾水润肺燥，生津增液利咽；桔梗、生甘草为桔甘汤，是治疗咽炎的基本方，起宣肺祛痰，清热解毒之功；牛蒡子疏风透表，清咽消肿；炙百部润而不燥，为治嗽之良药；天竺子、腊梅花敛肺止咳，有"扭转截断"作用。全方熔润肺、清肺、宣肺、敛肺于一炉，共奏清热润肺，生津止咳之功。[5]

6. 王某某，5岁，师，2001年10月5日就诊。主诉：咽喉微痛不适，有异物感，反复发作3年余。初服抗菌素有效，后反复发作服药疗效不佳。查：咽部暗红，后壁颗粒增生，舌暗红，台薄黄，脉细。诊为：虚火喉痹，属肺阴虚，虚火上攻咽喉。治宜滋养肺阴，清利咽喉。处方：玄参30g、麦冬30g、生地30g、玉竹15g、天冬15g、射干10g、木蝴蝶10g、桔梗12g、知母12g、甘草6g，水煎服，1日1剂，服6剂后，咽喉不适减轻，咽部异物感明显好转，续服8剂而愈。分析：患者为教师，说话较多，加上病程较长，则易耗伤肺阴津，阴津不足，易生虚火，虚火上炎，则感咽喉微痛不适，异物感。虚火灼烁津液而成痰。所以笔者运用玄参、麦冬、生地、玉竹、天冬滋养肺阴，以利咽喉，再佐以射干、木蝴蝶、桔梗、知母清热祛痰，通过标本兼顾而获良效。[10]

7. 患者，男，35岁，2个月来感咽部干燥、痒，间断咳嗽，痰少，声嘶，甚时感咽之不下，吐之不出。在本院耳鼻喉科、内科及上级医院就医多次，均诊断为慢性咽炎，服用中西药治疗效果不佳，于2004年8月来本院中医科就诊。查咽部充血，黏膜干燥，咽后壁淋巴滤泡增生。舌淡红、苔黄无津液，脉细数。方用增液汤加味，方药组成：玄参15g、生地15g、麦冬15g、南北沙参各15g、薄荷10g、桔梗10g、丹参20g、橘核10g、赤白芍各12g、夏枯草10g、白芷10g、银花10g、木蝴蝶10g、甘草6g，每日1剂。服药15d后咳嗽、声嘶、异物感消失，微感咽痒咽干。检查咽部轻度充血，咽后壁见少许淋巴滤泡增生。上方继续服用20剂，各种症状、体征消失。2005年7月随访未见复发。

按：慢性咽炎是以咽部黏膜充血、红肿、淋巴组织弥漫性炎症为主要表现，多由病毒、细菌、环境因素所致，治疗以抗病毒、抗感染为主，但效果不甚满意。中医认为慢性咽炎是以自觉咽部不适，有灼热感、黏痒感，甚时感咽喉有物吐之不出、咽之不下，属慢性喉痹。治以增液润燥、解毒利咽。增液汤加味以玄参、麦冬、生地养阴润肺，解毒利咽为主药；桔梗升提肺气，清利咽喉；薄荷疏风止痒，治失音，利咽喉，其对单纯疱疹病毒、森林病毒、流行性腮腺炎病毒有抑制作用，对金黄色葡萄球菌及甲型、乙型链球菌有抗菌作用[1]；丹参、橘核、荔枝核祛痰生新，可扩张血管，改善咽部微循环，解除支气管痉挛，促进炎症吸收；夏枯草、白芷有清热解毒止痛的作用；白芍、甘草有保护黏膜作用。诸药合用，共奏养阴润肺、解毒利咽之功效。[8]

8. 俞某某，女，37岁，1972年5月17日初诊。自觉咽干痛已1年余。喉部梗塞不舒，经五官科医院检查见咽部充血，咽后壁淋巴滤泡增生，诊断为慢性咽喉炎。大便干燥，口干渴，舌质淡红少苔，脉细弦。治宜养阴利咽，用增液汤合甘桔汤加味。处方：麦门冬、生地黄、玄参各9g，桔梗3g，生甘草6g，挂金灯15g，冬瓜子30g。每日1剂，水煎服。服药5剂，咽痛梗塞消失，但仍有咽干口渴，守方续服7剂，诸症若失。[11]

按：本例阴虚喉痹，由咽部反复的急性炎症迁延所致，病久人体肺肾阴津亏损、虚火上炎，熏蒸咽喉，致使痰浊凝滞咽部，发为虚火喉痹。故用增液汤滋阴生津，润肠通便。王旭高说："桔梗配甘草为治咽痛之主方"。辅以挂金灯、冬瓜子清肺利咽相须作用更显。方药对症，疗效显著。

9. 赵某，男，50岁，咽喉疼痛1周。自觉咽中疼痛不适、干痒、灼热感、异物感，伴鼻干唇燥，口干欲饮，大便干结，舌红少津，脉细。检查：咽部红肿，喉底处血管扩张，有散在颗粒。中医诊断：喉痹。证属阴虚津少，虚火上炎，治以滋阴降火，清利咽喉。处方：玄参、生地、麦冬各20g，玉竹、知母、贝母、牡丹皮、白芍各10g，薄荷、生甘草各6g，水煎服，每日1剂。并嘱少食刺激性食物，注意休息，共服3剂，咽部红肿渐消、疼痛缓解，继服2剂，病痊愈。[12]

按：本例慢性咽炎因阴虚火旺，虚火上炎损伤咽喉而致。其症既有阴虚津少，口鼻咽喉干燥的见症，又有眼部干痒、灼热感，同时还可见便秘之证。估治以增液汤滋阴增液，缓解干燥、灼热症状，同时增水行舟以除便秘。伍以玉竹、知母、丹皮、白芍清热养阴，丹皮、白芍还可活血化瘀，缓解咽部红肿充血状态，贝母、薄荷清热利咽，生甘草清热兼调和诸药。组方严谨，故见效明显。

三、慢性喉炎

慢性喉炎是指喉部黏膜的慢性炎症。主要表现为声音嘶哑，喉部分泌物增加。一般可分为慢性单纯性喉炎、慢性肥厚性喉炎、萎缩性喉炎或干燥性喉炎。为耳鼻咽喉科临床常见病，多发病，常规治疗效果不佳。

慢性喉炎为喉黏膜慢性炎症，属中医"虚火喉痹"、"慢喉音"范畴，多为风热喉痹，风热乳蛾或急喉音迁延而来邪热伤阴渐致脏腑虚火，以阴虚多见。本病常由急喉瘖迁延不愈或反复作而来。肺主气，肺为气之源，肾为气之根，即声音出于肺而源于脾，根于肾。所以本病多由肺、脾、肾虚损所致。素体虚弱或劳累太过或久病失养，致肺肾阴亏，不能润泽咽喉；又因阴虚生内热，虚火上炎，致声门失健而成瘖。过度发音，耗伤肺气，或久病失调，肺脾气虚，气虚则无力鼓动声门而瘖。病后余邪未清，结聚于喉，或发音不当，耗气伤阴，均可致局部脉络受损，气滞血瘀痰凝，导致声带肿胀、甚至形成小结或息肉而为瘖。妊娠后期出现声音嘶哑，谓子瘖，亦为肺肾阴虚而致。总之，中医认为其病因在于阴虚日久，火灼津液、痰凝脉络、血癖不行三者互结于喉，脉络不通导致声户开合失利，从而造成声嘶。咽喉病后余邪未清，结聚于喉；过度发音、耗气伤音，喉咙脉络受损，致气滞痰凝，声带肿胀不消。

【临床运用】

张氏等运用增液汤四君子汤联合超短波治疗慢性喉炎肺肾阴虚型79例，"增液汤"加味每月 1 剂，水煎后分 2 次服用，10 天为 1 个疗程，共用 2 个疗程，同时给以超短波治疗。汤剂组成为：方剂为"增液汤"加减，生地 15g，玄参 10g，麦冬 15g，白芍 10g，南沙参 15g，蝉衣 10g，贝母 10g，凤凰衣 10g，胖大海 10g，桔梗 10g，甘草 6g。为根据声嘶恢复程度及间接喉镜检查分为：①显效：声嘶明显好转，喉干、痒痛消失，间接喉镜检查见双侧声带充血消失，发音时声带闭合良好。②有效：声嘶基本恢复，但发音仍感费力，间接喉镜下见双侧声带稍充血，发音时声带闭合不全。③无效：声嘶无明显改善，间接喉镜检查见声带慢性充血，边缘圆钝，发音时闭合差。结果：显效 39 例（49.37%），有效 33 例（41.77%），无效 7 例（8.86%），有效率为

91.14%。[13]

四、慢性声带炎

慢性声带炎患者以声音低沉费力、讲话不能持久、甚则嘶哑、日久不愈为主要症状特征。每因劳累、讲话过多等原因加重，病程较长，故又称久喑。与慢性喉炎颇为相似。本病属中医"慢喉喑"，中医认为声音出于肺而根于肾，故声音与肺肾的关系极为密切，若素体虚弱，劳累太过，或久病失养，以致肺肾阴亏，肺金清肃不行，肾阴无以上承。又阴虚生内热，虚火上炎，蒸灼于喉，声门失健而致。或还有颧红、头晕耳鸣、虚烦少寐、腰膝酸软、手足心热、舌红少苔、脉细数等症状。

【临床运用】

谢氏运用加味增液汤治疗慢喉喑63例，其中男27人，女36人；年龄最大者69岁，最小者16岁；病程最短者6个月，最长者5年。其中慢性声带炎21例、慢性声带炎伴声带肥厚者16例、声带息肉7例、声带小结19例。以上病例均经间接喉镜或纤维喉镜检查明确诊断。治疗方药：玄参、麦冬、野百合各10g，芦根15g，杏仁10g，蝉衣10g，枇杷叶10g，生地15g，枳壳10g，甘草6g。水煎服，日1剂，20天为1疗程。临床加减：兼气滞痰凝者加广郁金、贝母、全瓜蒌；兼气滞血瘀者加广郁金、川芎、桃仁；兼肾阴虚者加枸杞子、熟地；兼肺气虚者加党参、白术、黄芪等。治疗结果：痊愈37例、有效21例、无效5例，总有效率达92.06%。[14]

【病案举例】

1. 张某，女，35岁，工人，1996年5月7日初诊。主诉音哑半年，每遇上夜班则症状加重，伴口干咽燥，偶干咳少痰，平时盗汗乏力，舌质红，苔薄黄微腻，脉细滑数。纤维喉镜检查见双声带慢性充血，双声带前1/3处边缘小结增生。证属肺阴虚损，虚火夹痰上扰咽喉，治当滋阴降火，佐以化痰开音。按上方加广郁金、贝母、全瓜蒌各10g，水煎服，连服10剂，声音较前宏亮。原方出入，再进20余剂，诸症消失，复查声带恢复正常。半年后随访未发。

按：声音出于肺而根于肾，《直指方》曰"肺为声音之门，肾为声音之根"，肺主气，肾藏精，故肺气旺盛，肾精充沛则声音宏亮，如肺肾亏虚则声音嘶哑。大凡慢喉喑多由急喉喑失治误治迁延而致，且初起因于火热者最多见，盖温邪上受，首先犯肺。风热犯肺，肺气失宣，邪热壅肺，热盛伤阴，日久肺阴亏虚，阴虚邪恋，故慢喉喑患者均兼有口干咽燥而不欲多饮。临证施治，首重滋养肺阴，辅以祛邪开音。方用玄参、麦冬、野百合、生地、芦根滋养肺阴，杏仁、蝉衣宣肺祛邪开音，枇杷叶、枳壳、甘草行气降逆以利咽喉，诸药合用，标本兼治，故能取得较好疗效。[14]

2. 沈某，女，12 岁，学生，住丰收乡，初诊日期：2000 年 5 月 5 日。患者无明显诱因出现声音嘶哑半年，口燥咽干，不疼，食少纳呆，形体消瘦，尿黄便干，舌红，苔花剥，脉细数。此为肺胃气阴两伤，虚火内生，治宜养阴润肺，益气清火利咽喉，方用增液汤加味。处方：生地15g、麦冬10g、玄参10g、蝉蜕15g、石斛15g、天冬10g、沙参15g、诃子肉5g、胖大海15g、内金5g、甘草5g。一日一剂，水煎，分 3 次口服，服 4 剂后，诸症好转，食欲转佳，舌苔薄台，再进又剂，病获痊愈。

按：喉咙及胃肺之门户，为发音器官，又是肺胃经脉通过的地方，故声音嘶哑与肺胃有密切关系。肺的阴津不足，失其清润肃降之机，虚热内生故声音嘶哑，口燥咽干，尿黄便干，胃气虚受纳腐熟失职则食少纳呆，机体失去水谷精微的充养则消瘦，舌苔花剥为胃气阴两伤，舌红、脉细数为阴虚内热之象。方中生地、玄参、天冬、沙参滋阴清热，生津润燥，石斛、鸡内金、甘草、麦冬养胃阴，益胃气，开胃进食，大海、蝉蜕、诃子肉清肺利咽开音，全方共奏养阴润肺、益气利咽之效。[15]

五、化脓性扁桃体炎

化脓性扁桃体炎是腭扁桃体的一种非特异性急性卡他性炎症，常伴有一定程度的咽黏膜及咽淋巴组织的急性炎症。是以发热，喉核急发红肿疼痛，状如乳蛾或蚕蛾为主要临床表现。因其形似蚕蛾而命名，发于单侧者称"单蛾"，发于双侧者称"双蛾"。属于中医"乳蛾"、"喉蛾"之类。西医认为本病是由于感染乙型溶血性链球菌、葡萄球菌、肺炎双球菌，腺病毒等，或是细菌和病毒混合感染所致。中医认为本病多因素体肺胃积热，加之起居失常，卫外失固，风热邪毒乘虚由口鼻而入，与气血搏结于喉核（即扁桃体），发为红肿疼痛。认为本病总属热证、实证，辨证要点在于区分热邪在表还是在里，一般初起伴有寒热者，多属表热证，两三日后但热不寒者，多属里热证。在表者轻，在里者重。故治疗以治疗以清热为大法，或疏风清热、利咽消肿，或泻火解毒、消肿利咽，还有一些外治法，如含漱中药煎剂，珠黄散、冰硼散、"青吹口散"吹咽等。

【病案举例】

何某，男，8岁，1997年10月7日初诊。因高热伴咽痛咳嗽1天来诊。体检：体温39.8℃，咽充血（＋＋＋），双扁桃体肿大Ⅱ度，有脓点，心率110次/分，律齐，双肺未闻及啰音，舌红、苔黄，脉细数。西医诊断为化脓性扁桃体炎，辨证为肺胃热盛，治以清热解毒。处方：连翘、银花、芦根、石膏各15g，黄芩、荆芥、桔梗各10g，牛蒡子、薄荷各6g。2剂。二诊，仍发热不退，口干咽燥，大便3天未解，原方加玄参、麦冬、生地各20g，丹皮、赤芍各15g，2剂。三诊，诉服药后泻下大便数次，旋即体温渐降，咽痛明显减轻，复诊时体温37.2℃，再进2剂，诸症悉除。[16]

按： 化脓性扁桃体炎常见高热、咽痛、咳嗽、痰黄等肺系症状，风热邪毒在表而失治误治，致热毒由太阴肺经顺传入阳明胃经，肺胃炽热，上蒸咽喉，灼腐肌膜，则咽痛剧烈，喉核红肿并见脓点，邪热在里则壮热不寒；热灼津液则口渴；肺经有热、炼津成痰，则咳痰黄稠；胃腑积热则口臭、便秘、尿黄，还可见舌红、苔黄厚、脉洪数等里热炽盛之象。若仅予清热解毒、利咽消肿而不注意养阴，则肺热可清，而腑实难去。《咽喉经验秘传·治则凡例》说："凡患喉证……若至第三日，憎寒壮热，其势必重，须问大便通利否……若二便不通，乃内有实火，非用降火解毒重剂与通二便之药，断难取效。"本例患者口干咽燥、大便秘结实，为胃腑实热之征，故治疗配伍增液汤以增水行舟，使大便得通，邪无停留之所诸症悉除。如此则标本兼顾，即所谓"存得一分津液，便有一分生机"。

六、声哑失音

神清而声音嘶哑，甚至不能发出声音的症状。多由风寒或风热火毒等邪犯喉，肾阴虚、肺虚气弱，或神情失调、气机郁滞等所致。常见于喉喑、喉癣、气厥、喉息肉、白喉、子喑等病中。又称作"喑"。有新久之别，新病多因外感风寒燥热之邪，或痰热内蕴而发病；久病则多属肺肾阴虚。相当于西医的急慢性喉炎、声带病变、癔病性失音、喉头结核等疾病。早在《灵枢》就指出："喉咙者，气之所以上下者也，会厌者，音声之户也，唇者，音声之扇也，舌者，音声之机也，悬雍垂者，音声之关也。"宋代《仁斋直指》指出："肺为声音之门，肾为声音之根。"清代叶天士《临证指南医案》谓"金实则无声，金破亦无声"，形象地说明了失音有虚实之别。其病因病机有暴喑和久喑之别。暴喑多属外感，猝然起病。由于风寒风热之邪侵袭肺卫，肺气不能宣散；或感受燥热之邪，熏灼津液；或嗜食肥甘厚味、饮酒吸烟，而致痰热内生，肺失清肃，皆可使声音不出。久暗多属内伤，缓慢起病，多由久病体虚，肺燥津伤，或肺肾阴虚，精气内夺，声道燥涩而致。其治疗当分外感或内伤，外感有风寒、风热、痰热之异，内伤有肺虚、肾虚之别，辨证论治。

【病案举例】

占某，女，37岁。2001年9月28日初诊。自诉音低（难讲出声）、沙哑1年，起于感冒后，曾服金嗓子喉宝、西瓜霜润喉片及头孢菌素、阿莫西林等多种抗生素，病情无好转。故今求治于中医。刻下：声哑失音，咽干，纳食正常，大便硬，小便调，舌质红，苔薄，脉细。查咽充血，有少许滤泡，扁桃体不肿大。辨证为金破不鸣，投增液汤加味：炒生地20g，玄参10g，麦冬10g，南沙参、北沙参各10g，制玉竹10g，知母10g，青果10g，射干10g，胖大海3枚，木蝴蝶3g，炒牛蒡子15g。此方加减共服40余，音哑已愈。

按：患者久病迁延，致肺虚阴津不足，声道失其滋润，故声哑失音。增液汤加知母、玉竹、青果滋补肺阴，射干、牛蒡子、胖大海、木蝴蝶利咽开音，标本兼治，缠绵1年之病终获痊愈。[17]

七、鼻衄

鼻中出血的症状。可因鼻部疾患或外伤，肺、胃、肝经火热上扰，脾虚不能统血等所致。其他疾病如麻疹、丹毒、烂喉丹痧、时行感冒、风眩、髓劳、血溢病、鼓胀、肾厥等，皆可导致鼻衄。属衄血范畴，引起鼻衄的病因虽多，但归纳起来不外虚、实二类。实证缘热邪犯肺，胃火炽盛及肝火上炎，虚证由阴虚火旺与脾不统血所致。无论属虚属实，病因多以火热居多（虚火、实火）。灼伤阳络，迫阴血外溢所致。《灵枢·百病始生》云："阳络伤则血外溢，血外溢则衄血。"无论实火还是虚火要引起鼻衄就有火热迫血的病机存在，且火热为阳邪，易耗伤阴津，血液妄行亦能伤阴，可见血热妄行兼有阴虚火旺则为鼻衄的基本病机。鼻为肺窍，《灵枢·脉度》说："肺气通于鼻"。因此在引起鼻衄的诸多病因中，与肺的关系最为密切。火热为阳邪，易耗伤阴津，血液妄行亦能伤阴，故其治疗当以清热养阴、凉血止血为法，同时注意清养肺胃之阴液。

【病案举例】

1. 张某，男，38岁，农民，住北安市石泉镇石远村，2001年10月15日初诊，患者从1999年2月以来经常发生鼻衄，每月发生2～3次，鼻衄时自用棉花团堵塞鼻孔即可止血，近年余加重每月发生 10 多次，甚则洗脸，喷嚏时即鼻衄不止，经用中西药物无效，颇以为苦。昨日晨起洗脸时左侧鼻孔出血不止，用棉团塞两鼻孔则有时血溢口中，口鼻俱出。经本村医生给口服云南白药，静脉注射氨甲苯酸、维生素 C 等，并用肾上腺素滴棉团塞鼻等均无效，患者举家惊慌而来院就诊。患者形体瘦弱，面色无华，平素头晕耳鸣心悸多梦，腰膝痿软口燥咽干，大便干结，小便黄赤，舌淡红少苔，脉细无力。证为肾阴亏虚，虚火上炎，迫血妄行。治宜滋阴降火、凉血止血。处方：生地 40g、玄参 25g、麦冬 30g，水煎服，2 剂。患者归家后药包甚小，将 2 剂合弄一起煎之，均 2 次服完，药后鼻血遂止。心悸头晕等症减轻，大便通畅，精神转佳，守原方继投 3 剂，诸证悉除，鼻衄再未复发。[18]

按：增液汤不仅能滋阴清热，润燥通便，而且善能凉血止血。与本病的病机颇为契合，故临床用之疗效满意。此病临床上以阴虚火旺者为多，其他证型并不多见，《景岳全书·衄血论治》曰："衄血虽多由火；而惟于阴虚者为尤多，正以劳损伤阴则水不制火，最能动冲任阴分之血。"其论精辟，验之临床，信而有征。

2. 谢某，男，40 岁，2004 年 10 月 21 日初诊。患鼻衄 3 年余，时断时续，经多医治疗无效，X 线摄片检查未见异常，血常规检查仅见轻度贫血。此次发病 5 日余，症见鼻塞微痒，时流浊涕，稍用力呼吸或用力排便即见衄血，量时多时少，并偶见吐血，神疲乏力，面色㿠白，头晕耳鸣，心悸，舌质淡，脉虚细无力。急予增液汤：玄参 30g、麦冬 24g、生地 24g，服 1 剂，衄血大减，余症好转。服 1 剂，衄血停止，余症基本痊愈。继服 3 剂，巩固疗效。

按：鼻衄属中医学"血证"范畴，为血液不循常道而溢出经脉之外所致。此例是在反复出血之后导致阴血亏损，虚火上浮，热迫血行，血行清道，故致鼻衄；阴血亏虚，脑海失养则头晕耳鸣；心失所养则心悸；四肢百骸失养则神疲乏力；血虚不能上荣于面则面色㿠白；气血不足，血脉不充故舌淡，脉虚细无力。增液汤中三药均为甘寒清凉之品，有增水行舟之功，原用于阳明温病津亏便秘之证，此病例选用本方不加凉血止血之品，直接用于血热迫行之出血证，亦收凉血止血之效。书云："鼻衄者，多以凉血泄火为急务，然肾水干涸，虚火上浮者，非滋阴降火不效。增液汤之麦冬补肺金以益水之源，生地、玄参滋肾水以降虚火，使火降而衄止，故其效如神"。说明本方具有滋阴凉血之功效，可用于阴虚血热之出血证。[19]

八、颌下腺炎

颌下腺炎是因导管的阻塞和狭窄而导致颌下腺逆行性炎症，常与涎石并发。临床表现主要为颌下腺肿大，疼痛，有脓性分泌物自导管口溢处，如伴有导管结石则有欲进食之时，颌下腺突然肿大，随后逐渐消退。本病成年人发病率高，大多系慢性表现。目前有较有效的治疗药物和方法，治愈率较高。未及时接受治疗者，未经正规治疗者，疗效欠佳，因此，早治疗是关键。其治疗应去除发病因素，如摘除导管结石或异物，扩张窄狭的导管等。上述治疗无效时，须作颌下腺摘除术，急性发作时应用抗生素治疗。

【临床运用】

陆氏运用增液汤治疗颌下腺炎 18 例，男 11 例，女 7 例，年龄 15 ~ 47 岁，发病时间 3 个月至 5 年。全部病例均有进食时一侧颌下腺肿大疼痛，尤以食酸性食物时为甚，食后半小时至 2 小时肿胀渐消退。检查：患侧颌下腺导管口分泌物较对侧少，黏稠或有少许脓性分泌物，颌下腺质地较对侧为硬，有时伴有压痛。X 线摄片见，其中 3 例可见阳性颌下腺结石。治疗用增液汤加减。组成：玄参、麦冬、生地、乌梅、生白芍、陈皮、金钱草、海金砂。每日一剂，水煎服，每日服 2 次。5 剂为一疗程。结果：全部病例均服用该方，一般以一疗程治疗后，自觉食时肿胀消失，唾液增多，疼痛消失，颌下腺质地渐变软，其中 2 例颌下腺阳性结石消失，1 例排出一浅黄色、表面粗糙约 8mm×2mm×2mm 大小结石。

【病案举例】

张某，男，52 岁，左颌下区肿胀 3 年，食时胀疼，食后渐行消退，无何不适，就诊前一个月自觉胀疼明显，包块增大。检查：左颌下腺导管口红肿，挤压颌下腺导管口溢出少量黏稠性分泌物，双手扪诊，左颌下腺质地韧、压疼，活动度低，X 线摄片见左颌下腺导管有阳性结石约 6mm×2mm×2mm，即给予上方治疗，服一疗程后排出 8mm×2mm×2mm 结石，症状消失。继续服药 2 疗程后复查，左颌下腺导管未见结石影，导管口无红肿，分泌物清亮，颌下腺质地变软，至今未见复发。

按：颌下腺导管开口于金津、玉液之处，由于损伤或食物堕入致唾液分泌不畅，加之湿热上蒸，蕴结煎熬，凝结成石，结石堵塞导管，水液壅塞不行，气机不利，血行不畅，壅阻舌下而致肿胀。进食时，涎腺分泌量增多，而导管受炎症、结石等因素影响，致分泌不畅，导管内压力升高，而致疼痛。本病治疗方中，玄参、麦冬、生地滋阴清热、凉血生津；金钱草活血化瘀，海金沙清热、通淋止疼，同时此二药具有使结石松软、碎解之效，有可能改变结石基质，降低结石的粘着力；乌梅、生白芍养阴生津，其味酸可刺激涎腺分泌，使涎液黏滞度降低，积聚于导管内的食物残渣或结石借玉液金津之排泄而排出，致诸症消失。如遇分泌物呈脓性可加用金银花、板蓝根等清热解毒药，效果更著。[20]

参考文献

[1] 王瑛．银翘散合增液汤治疗急性咽炎52例．山东中医杂志，2003，22（3）：151－152.

[2] 陈晓峰，尚书华，杨友珠．加减增液汤治疗慢性咽炎的临床观察．世界中西医结合杂志，2007，2（7）：414－415.

[3] 方向前，张凯．加味增液汤治疗慢性咽炎44例．淮海医药，2007，25（4）：347.

[4] 楼志平，宋宪华，顾析玲．银翘增液汤加减治疗慢性咽炎208例．浙江中医杂志，2006，41（7）：398.

[5] 郭美珠．增液汤合甘桔汤加味治疗咽源性咳嗽20例．实用中医药杂志，2002，18（11）：10－11.

[6] 杨小青．增液汤加减治疗慢性咽炎140例．实用医学杂志，2002，18（4）：375.

[7] 董春玲，骞美芳，赵瑛．增液汤加减治疗慢性咽炎62例．现代中医药，2004，6：26.

[8] 胡晓平．增液汤加味治疗慢性咽炎39例．现代中西医结合杂志，2007，16（31）：4663－4664.

[9] 王宗英．中西医结合治疗慢性肥厚性咽炎62例疗效观察．四川中医，2005，23（9）：93.

[10] 朱子凤．增液汤加味临床应用举隅．职业卫生与病伤，2002，17（4）：278.

[11] 戴克敏．姜春华运用麦门冬的经验．山西中医，2005，21（5）：4－6.

[12] 孙蓓．增液汤临证配伍应用．吉林中医药，2006，26（4）：45－46.

[13] 张超，史生，谢顺清，等．增液汤四君子汤联合超短波治疗慢性喉炎．医药论坛杂志，2004，25（13）：57－58.

[14] 谢洁．加味增液汤治疗慢喉暗63例．天津中医，1998，15（1）：32－33.

[15] 刘子云，张春玲，潘桂英．增液汤治验二则．黑龙江中医药，2002，3：41－42.

[16] 何建宇．增液汤临床活用．江西中医药，2002，33（2）：26.

[17] 舒小平．增液汤临床应用举隅．安徽中医临床杂志，2001，13（6）：470.

[18] 左福春．增液汤在鼻衄中的运用．黑河科技，2002，3：50－51.

[19] 田满荣，赵卫国．增液汤治鼻衄1例．中国中医急症，2006，15（1）：63.

[20] 陆守昌．增液汤治疗颌下腺炎18例．甘肃中医学院学报，1997，14（3）：37－38.

第五章

口腔科疾病

一、口腔溃疡

口腔溃疡，又称为"口疮"，是发生在口腔黏膜上的表浅性溃疡，大小可从米粒至黄豆大小、成圆形或卵圆形，溃疡面为凹陷、周围充血，可因刺激性食物引发疼痛，一般一至两个星期可以自愈。包括了西医的各种口腔溃疡，其中以反复发作性口疮最为多见。口腔溃疡成周期性反复发生，称"复发性口腔溃疡"。可一年发病数次，也可以一个月发病几次，甚至新旧病变交替出现。复发性口腔溃疡（口疮）是一种以周期性反复发作为特点的口腔黏膜局限性溃疡损伤，可发生在口腔黏膜的任何部位。以口腔的唇、颊、软腭或齿龈等处的黏膜，发生单个或者多个大小不等的圆形或椭圆形溃疡，表面覆盖灰白或蓝色假膜溃疡，边界清楚，周围黏膜红而微肿，局部灼痛，流口水，常伴口臭、口干、尿黄、大便干结等症状为主要特征，重的口疮可扩展到整个口腔，甚至引起发烧和全身不适。西医认为其病因主要为：内因（内分泌失调，自身免疫力降低等），外因（遗传因素、精神压力及刺激、工作疲劳、失眠等）。大部分女性患者月经来潮前后而诱发此病，或使病情加重，或潜伏着机体内严重疾病口疮之证。口疮治疗，临床上多用清热泻火或清热滋阴之剂，但口疮反复发作多与体质虚弱，机体免疫功能较差有关。

【临床运用】

1. 孙氏应用当归补血汤合增液汤加味治疗口疮 25 例，其中男性 11 例，女性 14 例；年龄 28～65 岁；病程 1 周至 8 年。患者多为口疮反复发作，久治不愈，舌质淡或淡红，脉不数等属虚证者。治疗方药组成：黄芪 40g，当归 30g，玄参 30g，麦冬 10g，生地 15g，地龙 10g，红花 15g，甘草 6g。加减：若阳虚较甚者，加桂枝、干姜、附子各 5g；虚阳上浮者，加山萸肉 10g，白及 10g。上药水煎取汁 300ml，日 1 剂分 2 次温服，7 天为 1 个疗程。临床疗效判断标准：痊愈：服药 2 个疗程，症状完全消失，口疮愈合，半年内无复发。有效：服药 2 个疗程，症状完全消失，半年内偶有复发。无效：服药 2 个疗程以上，症状好转，但口疮疮面愈合不佳。结果：痊愈 20 例，有效 3 例，无效 2 例。痊愈率 80%，总有效率 92%。[1]

2. 李氏运用加味增液汤治疗复发性口疮 33 例其中男 19 例，女 14 例；年龄 20～55 岁；病程 1～8 年。诊断标准参照《中医病证诊断疗效标准》中相关标准辨证为阴虚火旺型。治疗方法：加味增液汤：玄参 15g、生地 20g、麦冬 15g、败酱草 15g、黄连 5g、每天 1 剂，水煎服，复煎，每天 2 次。结果：33 例患者中，临床治愈 21 例，有效 12 例，总有效率为 100%。[2]

【病案举例】

1. 韩某，女，56 岁，2001 年 3 月 6 日初诊。1 年来反复发作口舌溃疡，时有疼痛，进食时疼痛加重，曾多次用中西药治疗，症状时轻时重。10 天前症状加重，影响进食，口咽干燥。查：口腔内散在溃疡面，表面有灰白色渗出，舌质淡，苔薄黄而干，脉弦。诊为口疮，予当归补血汤合增液汤加味。服药 3 剂后症状明显减轻，疼痛减轻，能进食。原方继服 4 剂后，诸症消失，溃疡面愈合，饮食正常。为巩固疗效，继续服用 3 剂，随访半年未复发。

按：口疮之证，包括了西医的各种口腔溃疡，其中以反复发作性口疮最为多见。口疮治疗，临床上多用清热泻火或清热滋阴之剂，但口疮反复发作多与体质虚弱，机体免疫功能较差有关。因此在运用增液汤滋阴增液的同时加用具有增强体质，改善机体免疫功能的当归补血汤，后方中地龙、红花还能化瘀通络，促进溃疡面愈合，故合用之效果较佳。[1]

2. 谭某某，女，34 岁，初诊：2006 年 2 月 2 日。自诉口腔溃疡反复发作五年，时在舌边，时在唇或颊内，少则 1 个多则 3 个，近日来又发作。检查见左舌边一个大约 2mm 黄白圆形溃疡，左颊两个 1～2mm 黄白圆形溃疡。用棉签稍为轻触疼痛剧。患者自述口干，半夜较明显。舌嫩红，舌尖微红，少苔，脉弦细。诊断："口疮（阴虚火旺）"。治则：滋阴清热。加味增液汤：玄参 15g、生地 20g、麦冬 15g、败酱草 15g、黄连 5g。3 剂，嘱患者每日 1 剂，水煎 2 次，早晚分服。二诊：2006 年 2 月 5 日，上述症状明显好转，自述疼痛减轻一半。检查见口腔溃疡明显减少，黄白色减退，脉舌如前。药已对症，按上法再服 4 剂。半年后随访未见复发。

按：复发性口疮是一种常见的具有反复发作特性的口疮乳膜性损害。中医称为"口疮"，"口疮"。西医学认为，复发性口疮的病因尚不清楚，可能与内分泌障碍、胃肠功能紊乱、肠道寄生虫、病毒感染、变态反应、局部刺激等因素有关。中医认为，本病多为胃热炽盛，阴虚火旺而致。在临床上以阴虚火旺多见，病位在脾胃。脾与胃同居中焦，足太阴脾经与足阳明胃经相互络属于脾胃，脾和胃相为表里。脾在窍为口，其华在唇，脾的静脉连舌体而散舌下，口唇舌体溃烂责于脾胃。脾失健运，湿浊内生，日久化热，热盛伤阴，胃阴不足，虚火上炎，侵淫唇舌则口腔溃疡。故以增液汤养阴增液润燥，黄连、败酱草加强清热并解毒。本方清补结合，清不伤阴，滋不恋邪，共奏养阴清热之功，临床上治疗复发性口疮（阴虚火旺）取得满意疗效。[2]

3. 陈某某，女，56 岁。反复口腔溃疡 1 个月，病者有慢性萎缩性胃炎史，常有口疮出现，但很快愈合。本次发作持续 1 个多月，曾服导赤散、龙胆泻肝汤等未见好转，常常是此处溃疡面将愈而他处溃疡再发，进食疼痛，伴口干便秘，口腔黏膜及舌边处溃疡面的周边略红，舌淡红有齿印、苔薄白，脉细数。证属胃阴不足。处方：玄参 30g，麦冬 30g，生地 15g，明党参 20g，石斛 15g，知母 15g，牛膝 30g，白芷 10g，太子参 20g，白术 10g。2 剂。二诊诉疼痛明显减轻，大便通畅，溃疡面开始愈合。前方再进 3 剂基本痊愈。

按：口疮有多种原因引起的，其中慢性萎缩性胃炎，由于 B 族维生素缺乏而引起者，其表现同中医的胃阴不足有相同之处。因此对这类患者采用滋阴养胃的方法会取得较好的疗效。[3]

4. 朱某某，女，64 岁，自述 1992 年因"胆石症"而行"胆囊切除术"。术后口干舌燥，口腔内无唾液分泌，逐渐加重，以致舌干裂疼痛。曾服中药治疗，症状时轻时重，始终未愈。1996 年 10 月 17 日因上述症状加重而入院，口干舌燥，无唾液，当进食咀嚼时尤感干燥，食物须用水送下。但无眼鼻干燥，无大便干燥，无排尿异常。舌红赤而干，有裂纹，无苔，脉沉结代。查血尿常规正常，血糖正常，尿糖阴性，免疫功能检查无异常。西医诊断为口腔炎。中医病机分析：患者术中失血，津血同源，津血属阴；血虚则津亏，阴虚则火盛，虚火上炎，灼伤津液，故口干舌燥，舌赤而干有裂纹、无苔以致舌痛。久病伤气，致气阴两亏，故脉沉结代。治则：养阴生津，佐以益气。方药：增液汤加味：寸冬 30g、玄参 15g、生地 5g、花粉 10g、玉竹 10g、知母 12g、太子参 15g、炙甘草 15g。服用上方 1 周后，口干舌燥、舌痛明显减轻，自觉有少许唾液分泌。继服原方加天冬 30g 以增加滋阴生津之功效。再连续服用 10 剂后口腔内已分泌唾液，口干舌燥明显好转，舌痛症状基本消失，舌红但已无裂纹，少苔。为进一步敛津护液，加用白芍 15g，连服 10 剂，症状完全消失，舌淡红，苔薄白而湿润。随访 9 个月未复发。

按： 口腔炎属于"口疮"、"鹅口疮"、"口糜"等范畴，多由脾胃伏火，外感风热或心脾积热，热毒蕴结上蒸，攻于口腔所致。治则应以清热解毒、渗湿降火为主，佐以健脾利湿养阴化浊。然而笔者所治本例患者系术中失血，津血匮乏，阴虚火旺所致，故治以养阴生津，方用增液汤加味。增液汤出自《温病条辨》，主治阳明温病，阴亏液耗之便秘。本例患者用之取其养阴增液之功能。方中玄参、寸冬、生地滋阴清热为主，加花粉、玉竹以增生津润燥之功；加知母以助清虚火之效；病久必伤气，方中加太子参以益气养阴固本。服药后病情渐趋好转，为进一步敛津护液，加用柔肝养血之白芍。以上诸药合用达到滋阴降火、生津润燥之功效，患者服用 40 余剂病愈。[4]

二、口腔扁平苔藓

口腔扁平苔藓（LP）是一种原因不明的慢性非感染性口腔黏膜病，病损可同时或分别发生在皮肤和黏膜。其口腔黏膜损害主要特征为珠光白色条纹，网状损害、丘疹、斑块、水疱、糜烂等。损害往往具有明显的左右对称性，黏膜柔软，弹性正常，但有粗糙感，轻度刺激痛。

本病目前是口腔黏膜疾病中除复发性口疮外的多见病，男女都可发病，女性多于男性，好发年龄为中年人，是一种典型的慢性疾病，时发时愈，也可慢性迁延达 20 年以上，扁平苔藓在中医学中病名拟为"口蕈"、"口破"、"紫癜风"等。其病机或因于气虚血瘀、瘀血阻络，或因于脾虚湿阻、实热内生，或因于阴虚火旺、虚火上炎灼伤口腔黏膜。

【临床运用】

张氏等辨证分型治疗口腔扁平苔藓 50 例临床观察，其中男性 19 例，女性 31 例；年龄最小 42 岁，最大 65 岁，平均 48 岁；气虚血瘀型 37 例，脾虚湿阻型 9 例，阴虚火旺型 4 例；西医分类：糜烂型 13 例，非糜烂型 37 例。对照组用醋酸曲安奈德注射液局封，每周 1 次，10 次为 1 疗程。治疗分型证治：①气虚血瘀型：用补阳还五汤加减。黄芪、全当归、川芎、桃仁、红花、赤芍、白芍、广地龙、白花蛇舌草、土茯苓。②脾虚湿阻型：用平胃散加味。藿香梗、佩兰梗、淮山药、云茯苓、砂仁、白花蛇舌草、土茯苓，局部黏膜充血糜烂者加川连、银花藤；伴有胃脘不适，泛恶纳呆加杭白芍、徐长卿、竹茹、焦楂曲；大便溏薄者加焦白术。③阴虚火旺型：用增液汤加味。生黄芪、白花蛇舌草、土茯苓、青黛、川连、升麻、炒黄芩、银花藤，口干目涩者加枸杞子；腰酸头晕，耳鸣盗汗等肝肾阴虚者加炙鳖甲、浮小麦。治疗结果：

治疗组 25 例，显效 12 例（48.0%），有效 8 例（32.0%），无效 5 例
（20.0%），总有效率 80.0%。[5]

三、放射性口干

放射性口干症是头颈部肿瘤放射治疗相关的常见并发症，其病因是
涎腺组织中浆液性腺泡细胞的直接照射损伤，放射性口干患者主要表现
为咽干疼痛，进食、吞咽困难，猖獗性龋齿等，严重影响患者的治疗进
程和生活质量。患者有严重的口干、吞咽障碍，并且由于口腔及口咽微
环境的改变引起一系列的放疗相关疾病。本病发生发展机制仍未明确，
迄今缺乏有效的防治手段。中医辨证论治对本病有较好效果。

【临床运用】

李氏等采用加味增液汤含服等局部治疗与全身治疗相结合的方法治
疗放射性口干 52 例，其中男 38 例，女 14 例，年龄 26～73 岁，平均
47.8 岁。随机将上述 52 例患者分为中药组和常规组，各 26 例。其中中
药组男 20 例，女 6 例，平均 46.8 岁；常规组男 18 例，女 8 例，平均
46.3 岁。另外选择性别年龄相匹配的健康志愿者 15 人作为正常对照
组，男 10 例，女 5 例，平均年龄 46.4 岁。基础治疗：所有患者在接受
放射治疗前，均进行口腔卫生宣教、菌斑控制、拔除影响放射治疗及无
保留价值的患牙等。口干对症处理：给予口炎康（含洗必泰及灭滴灵
等）含漱液每日 4 次、人工唾液（1% 甲基纤维素溶液）涂抹口腔每日
4 次。中药治疗加味增液汤：玄参 15g、生地黄 15g、麦门冬 15g、金银
花 15g、甘草 8g，每日 1 剂，水煎成 200ml，分 4 次缓慢含服，即先在
口腔内含 2 分钟，再徐徐吞下。各组临床处理：中药组，基础治疗 + 中
药治疗；常规组，基础治疗 + 口干对症处理；正常组为健康志愿者，未
作任何治疗。结果：3 组唾液分泌量比较（$x \pm s$）中药组 26 例，唾液
量为 6.7 ± 2.4/ml，常规组 26 例，唾液量为 4.2 ± 1.7/ml，正常组 15
例，唾液量为 9.2 ± 0.8/ml。中药组与常规组比较 $P < 0.05$。中药组与
常规组的疗效比较，中药组 5 例优，14 例良，7 例差；常规组 1 例优，
12 例良，13 例差，两组比较 $P < 0.05$。[6]

四、慢性唇炎

慢性唇炎又称剥脱性唇、慢性光化性唇炎。以唇黏膜红肿、糜烂、
皲裂、干燥和疼痛、脱屑为主要特征，其症时轻时重，日久不愈，病情
可持续数月到数年不等。慢性唇炎有多种表现形式，可能与过敏、日光
照射、寒冷、干燥、烟酒刺激以及舔唇、咬唇、乐器吹奏、营养缺乏、

遗传因素、情绪或精神因素等有关。中医称之为"唇风"、"紧唇"等。认为本病或因风火毒邪搏结于唇；或因过食辛辣厚味，脾胃湿热，熏灼唇部；或因皮经血燥生风所致。《医宗金鉴·外科心法要诀》曰："此证……由阳明胃经风火凝结而成。初期发痒，色红作肿，日久破裂流水，痛如火燎，又似无皮，如风盛则唇不时动。"其病机主要在于风热之邪侵袭人体，与脾胃湿热相搏，内不能疏泄，外不能透达，郁于口唇而发。多发于下唇，常经久不愈，治疗棘手。

【临床运用】

1. 孙氏采用增液汤结合西医中西医结合治疗慢性唇炎 35 例，男 22 例，女 13 例；年龄 10~58 岁，平均 30.2 岁；病程 20 天至 1 月；其中 19 例为反复发作、多方治疗而无效者，另 16 例为初诊患者。西药治疗：口服 21 金维他片，每次 1 片，每日 2 次，7 日为 1 疗程；唇黏膜下封闭，每次注射醋酸曲安奈德注射液 0.5mg 加 2% 盐酸利多卡因 0.5ml，每周 1 次。在上述药物基础上加用中药消风散加减：生地、防风各 15g，白鲜皮、苦参、荆芥、知母各 10g，苍术 9g，生石膏 30g，当归 12g，胡麻仁、甘草各 6g。若便秘加大黄、芒硝；舌干少津加乌梅、麦冬；口唇肿甚加丹皮、茜草。每日 1 剂，水煎 2 次取汁 550ml，早晚各服 250ml，余 50ml 用消毒纱布浸透药液外用作唇部湿敷，每次 30 分钟，每日 2 次，7 日为 1 疗程。两组均经过 4 个疗程后判定疗效。治疗组痊愈 24 例，显效 9 例，无效 2 例，有效率为 94.3%。[7]

2. 李氏采用泻黄散合增液汤治疗剥脱性唇炎 29 例，其中女 18 例，男 11 例，年龄最小 6 岁，最大 50 岁，12 岁以下 27 例。患病部位：单发下唇者 21 例，上、下唇均发者 8 例。内服基本方：生石膏 15g，栀子、藿香、防风各 6g，生地黄、玄参各 10g，麦冬 6g，甘草 3g。以上剂量适于儿童，成人宜酌情加量。加减：热盛加连翘、黄芩，痒甚加牛蒡子、僵蚕，便秘加生大黄，颌下淋巴结肿痛者加金银花、桔梗、浙贝母等。上药用清水浸泡 1 小时，第一煎沸后 10 分钟滤出，第二煎沸后 20~30 分钟滤出，每日 1 剂，早晚分服。外涂黄连膏（《医宗金鉴》），日 2~3 次。结果：本组 29 例患者均治愈，其中服药 3 剂症状消失者 18 例，占 62%；服药 6 剂症状消失者 11 例，占 38%。[8]

五、舌痛

舌痛症是由多种因素引起的舌的感觉异常，常表现为自发性的灼热、发痒及疼痛，检查舌体常无异常改变。其病因及发病机制目前尚不清楚，有人认为舌痛症是局部刺激出血、感染、维生素 B 族缺乏、更年期及内分泌失调，以及精神因素综合作用的结果，有人认为与内分泌失调、局部微循环障碍、胃肠功能紊乱、烟酒嗜好、年龄、职业因素、营养缺乏等因素有关。该病女性发病率较男性为高。中医在《中医临证备要》指出舌痛为一种证名，其由火热上炎所致者，症见舌上起红刺，舌痛而难举，治宜清热泻火；由阴液伤者，症见口舌干燥而痛，或舌光剥；治宜养阴清热。[9]

【病案举例】

某女，53 岁，2004 年 5 月 23 日诊。患者因舌痛半月、舌上起芒刺而诊。自觉口干舌燥，小便短赤，大便干结，舌红，起芒刺，苔燥黄，脉滑数。诊为舌痛，症属胃火炽盛，治以急下存阴，方以增液承气汤原方 2 剂。药后大便通畅，舌痛减轻，舌上芒刺消，继以增液汤滋阴调理而愈。

按： 此例舌痛、舌起芒刺乃胃火炽盛所致。胃火炽盛，下灼津液，津液亏少则大便干结，排便不畅；胃火上炎则舌苔燥黄，舌起芒刺，舌干裂而痛，治以清胃火。清·吴坤安《察舌辨证法》中说："如厚黄燥刺，或边黄中心焦黑起刺，脐腹胀满硬痛，乃阳明里证，承气下之"，"如不解……速宜重加鲜生地、麦冬、玄参之类"，故此用增液承气汤而愈。[10]

六、口腔干燥症

口腔干燥症通常定义为唾液量分泌减少而导致的主观不适感为特征的疾病。其临床表现主要为患者存在口腔干燥的主观感觉，且通过正常的饮水途径无法改善。口腔干燥症患者除自觉口干外，舌质多红绛、或红紫，舌体瘦小、多有纵横交错如沟壑状的裂纹，少苔或光如镜面，干燥无津。中医有"燥性干涩"；"诸涩枯涸，干劲皴揭，皆属于燥"之说。根据本病患者的临床特征，中医辨证当属"燥证"之"内燥"范畴。其病机主要为素体肺胃阴虚、肝肾不足，阴虚燥热内盛所致。该症多见于中老年患者，女性居多，给患者生活质量造成严重影响，但目前尚未受到临床的广泛关注。

【临床运用】

1. 吕氏采用增液汤加味水煎内服，治疗口腔干燥症 20 例。20 例中，年龄最大者 65 岁，最小者 43 岁，平均年龄 51 岁。其中女性 14 例，男性 6 例，男女之比为 2.3∶1。患者以职业女性居多。治疗用药采用《温病条辨》增液汤加味，基本处方如下：玄参 18g，生地黄 15g，麦冬 12g，白芍 10g，女贞子 12g，地皮骨 10g。随症加味：阴虚火旺明显者，加知母、丹皮各 10g；大便干秘者，重用玄参至 30g，生地至24g。采用水煎内服法，每日 1 剂，水煎两次取 500ml，分两次温服。连续服 5 日为 1 疗程，休息 2 日后继服，共观察 3 个疗程。治疗结果：20例口腔干燥症患者经过服用 3 个疗程中药以后，按照上述标准判定，结果显效者 8 例（40%），好转 8 例（40%），无效 4 例（20%），总有效率为 80%。[11]

2. 孙氏运用增液汤加味治疗口干症 43 例检查未发现器质性疾患的患者，应用滋阴清热为主的治法，以增液汤为基础方，随症加减治疗。辨证论治：阴虚火旺：心烦易怒，五心烦热，口干喜冷饮，口干唇裂大便干结，舌质红，苔薄黄，脉细数。治法：滋阴增液，润燥泻火。药物：麦冬 25g，生地 30g，玄参 20g，柴胡 10g，女贞子 20g，决明子15g，知母 15g，黄柏 20g，黄连 15g，甘草 15g，每日 1 剂，早晚水煎服。肺燥型：发热口干，鼻干，咽燥音哑，口鼻内灼热，干咳无痰，舌质暗红舌苔薄黄，脉浮弦数。治法：滋阴降火，清肺润燥。麦冬 25g，沙参 25g，玄参 25g，黄精 25g，桔梗 15g，桑白皮 20g，款冬花 25g，青果 20g，栀子 15g，黄芩 15g，甘草 15g，地骨皮 15g，水煎，每日 1 剂，早晚两次服。43 例患者除 3 例无效外，余均收明显疗效。[12]

【病案举例】

1. 王某，女，53 岁，已婚，2005 年 7 月 6 日就诊。自述近半年来自觉口干舌燥，唾液减少，即使大量饮水也不能解渴。伴五心烦热，唇口灼热，因进食时不适而不愿吃干性、刺激性食物。原活动义齿因固定变差且疼痛现无法戴用。望诊检查可见口腔黏膜及口唇干燥，舌质红绛，剥苔，口内牙齿多处牙颈部龋坏，牙齿呈小块状破碎、脱落。诊脉沉细而数。诊断为"口腔干燥症"。证属燥热伤津，阴津亏虚所致，治以滋阴生津，养阴清热，用增液汤加味。处方：玄参 18g，生地黄 15g，麦冬 12g，白芍 10g，女贞子 12g，地皮骨 10g。服药 5 剂后，口干舌燥感减轻，继服 10 剂，自觉症状消失。

按：口腔干燥症是一种以唾液分泌减少为特征的慢性口腔疾病，由于唾液分泌的减少，患者经常自觉唾液黏稠、缺乏津液、口腔干燥，口内烧灼感，舌质干裂少苔。患者常常由于口干而咀嚼吞咽困难，尤其不能咽下干性食物，需要饮水才能咽下。大部分口腔干燥症患者因为唾液分泌量的减少，使牙齿失去唾液的滋润、冲洗、营养作用，而易合并龋齿。唾液量的减少还使活动义齿配戴困难。这些常常是本病患者来口腔科就诊的主要原因。其病理关键在于阴虚燥热，治疗当以滋阴增液，润燥生津为大法，故选择滋阴增液之良方"增液汤"加味治疗本症当属对证之方。增液汤是清·吴塘《温病条辨》的名方。原为治疗阳明温病伤津阴虚便秘症。我们借其滋阴润燥之功，又加白芍、女贞子、地骨皮来治疗口腔干燥症。该方具有滋阴增液、润燥养血，且退虚热，标本兼治之效。通过润肺益胃，滋肾养肝，增加体内的阴液，改善体内阴津之匮乏，以此改善口腔腺体的分泌。本组病例临床观察发现，患者多在服药一个疗程后，明显感觉口中唾液增多，口中干燥感及吞咽困难等症状减轻。同时，部分伴有便秘的患者，服药后排便困难亦减轻。[12]

2. 柳某某，女，50岁，退休工人，初诊日期：2000年10月5日。自诉2年来，夜间舌干且硬，卷曲不灵，扪之如锉，常因舌干而醒，需饮水以缓解症状，白天一如常人，既使炎热夏天也仅鼻头微似汗出，伴目干涩无泪，肌肤干燥脱皮，足跟疼痛皲裂，饮食、二便如常，无它病史。查舌红而干，苔少，脉细略数。证属肺肾阴虚，津亏液乏。治宜滋养肺肾，清热生津润燥，用增液汤加味。处方：玄参50g、天冬40g、花粉40g、葛根30g、地骨皮40g、栀子30g、白芍40g、沙参40g、知母40g、共为细面，分40包，一次1包口服，一日2次。服药第二天晚上舌干缓解，第五天夜里已不用饮水，眼干涩减轻，20天后，诸症明显好转，夜间偶有口干，舌上有津，柔软灵活，足跟痛也减轻。效不更方，继用上方一付，以巩固疗效。药尽诸症若失，病告痊愈。

按：该患乃更年期妇女，天癸渐竭，精血衰少，阴血亏乏，不能上荣于舌面，故夜间舌干，肺主皮毛，肺阴不足，皮毛不得充养，故皮肤干燥，甚则皲裂，少汗、眼干均为津亏液乏之象，足跟痛为肾阴虚所致。方中玄参、生地养阴生津，润燥清热，二冬、花粉、知母、沙参甘寒助其滋阴生津润燥之力，地骨皮助其清虚热之力，白芍养血敛阴，葛根生津透毛窍，诸药合用，能使肺肾阴虚得补，津亏液乏得复，恰合病机，故效如桴鼓。[13]

参考文献

[1] 孙英莲. 当归补血汤合增液汤治疗口疮25例. 中国民间疗法，2003，11（1）：45.

[2] 李汝宏，李启光. 加味增液汤治疗复发性口疮33例的疗效观察. 国际医药卫生导报，2007，13（22）：71-72.

[3] 何建宇. 增液汤临床活用. 江西中医药，2002，33（2）：26.

[4] 孔繁菊. 增液汤加味治疗久治不愈口腔炎一例. 中国民间疗法，1998，2：37.

[5] 张志荣，黄秋琴. 辨证分型治疗口腔扁平苔癣25例临床观察. 湖南中医杂志，17（2）：26-27.

［6］ 李容林，林仕荣，李春阳，等．加味增液汤治疗放射性口干的疗效观察．中国中药杂志，2008，33（15）：1902－1903．

［7］ 孙颖．中西医结合治疗慢性唇炎 35 例疗效观察．哈尔滨医药，2008，28（4）：52．

［8］ 李卫莉，尹强．泻黄散合增液汤治疗剥脱性唇炎．山东中医杂志，1998，17（9）：405－406．

［9］ 秦伯未，李岩，魏执真．中医临证备要．北京：人民卫生出版社，1963：269．

［10］ 黄爱民，吴曼玲．增液承气汤临床举隅．中国中医药现代远程教育，2005，3（10）：53．

［11］ 吕亚妮，魏宁．增液汤加味治疗口腔干燥症 20 例．现代中医药，2007，27（5）：40－41．

［12］ 孙亚茹．增液汤加味治疗口干症 43 例．实用中医内科杂志，1997，11（3）：43．

［13］ 刘子云，张春玲，潘桂英．增液汤治验二则．黑龙江中医药，2002，3：41－42．

第六章

皮肤科疾病

一、带状疱疹后遗症

带状疱疹是由水痘－带状疱疹病毒感染引起的一种常见皮肤病。病证表现特征是剧烈疼痛或局部的灼热痛，或窜痛，或锥刺样疼痛，此病若未能及时治疗则会转变为慢性。神经痛为本病特征之一，疼痛可出现在发疹前或伴随皮疹存在，年龄愈大，疼痛更剧烈。老年患者于皮损消退后遗留顽固神经痛可达数月之久。

因其皮肤上有红斑水疱，累累串珠，每多缠腰而发，故又名"缠腰火丹"，或称"火带疮"、"蛇丹"。《外科启玄》称为："蜘蛛疮"。本病的形成多由情志不畅，肝气郁结，久而化火；或饮食不节，脾失健运，湿浊内生郁而化热，湿热内蕴，复因外感毒邪，以致湿热火毒蕴积肌肤而生。年老体弱者，常因血虚肝旺、湿热毒盛、气血凝滞以致疼痛剧烈。

【临床运用】

孙氏以益阴活血法治疗老年带状疱疹后遗症 60 例，其中男性 33 例，女性 27 例；年龄 53～60 岁 24 例，61～69 岁 32 例，70～79 岁 4 例，平均年龄为 66 岁；病程最短者 2 个月，最长者 2 年 6 个月，平均 7 个月。60 例患者经过西药抗病毒治疗及调节或营养神经药治疗者 42 例，经中西医结合治疗者 18 例，经治疗后，出现头及颜面部神经痛者 8 例，胸背神经痛者 18 例，腰肌神经痛者 26 例，上肢神经痛者 3 例，下肢神经痛者 2 例，四肢神经痛者 3 例。以《医林改错》身痛逐瘀汤加《温病条辨》增液汤加减为主方。组成：秦艽、桃仁、红花、地龙、天冬、麦冬各 10g，鸡血藤 15g，制没药 6g，玄参 5g。若疼痛位于头及颜面部加川芎、蜈蚣以活络通经；若发于胸背部者加桂枝、赤芍以通经凉血；若发于腰部者，加杜仲以益肾止痛；若发于上肢者加桑枝、姜黄以通络活血；若发于下肢者加川牛膝以强健筋骨；大便溏者加砂仁、炒山药以益气健脾；大便干结者可加大黄、芒硝以泻热通便。每日 1 剂，分早晚 2 次服用。病轻者服用 20 余剂，病重者服用 90 剂。结果：完全治愈者 36 例，占 60%；基本治愈者 17 例，占 28.3%；无效者 7 例，占 11.7%。总有效率为 88.3%。[1]

【病案举例】

1. 刘某，男性，65 岁，于 2001 年 6 月就诊。主诉：因"感冒"经治疗后出现左侧头面部簇集性水疱，伴红斑样灼痛，在省内某医院诊断为带状疱疹，经中西医治疗约 30 余天疱疹消失，痂皮脱落，但仍有疼痛，经服用维生素、布洛芬及中药后，均未见明显好转，遂来我院诊治。刻诊：左侧前额头皮刺痛不可触摸，夜间疼痛甚，口角麻木，口干舌燥，心烦易怒，大便干结，舌质暗红，少苔，脉沉细弱。诊为肝阴亏虚，瘀血阻络。治当益阴清热，活血通络，以身痛逐瘀汤与增液汤加减：秦艽、桃仁、红花、地龙、天冬、麦冬各 10g，鸡血藤 15g，制没药 6g，生地 20g，玄参 5g。7 剂，1 日 1 剂，水煎分早晚服用。二诊：疼痛明显减轻，心情明显好转，大便趋于正常。又以前方 12 剂，服用方法同前，诸症悉除。随访 1 年半未见复发。

按：带状疱疹后遗之神经痛是临床中比较难治疾病之一。该病主要临床表现是刺痛、窜痛，且痛处固定不移，并经久难以治愈。审度病变证机主要有二：一是瘀血留结即疼痛固定不移，夜间为甚；一是阴津亏虚，心烦易怒，舌红少苔。二者病理变化相互胶结，则导致病证缠绵不愈。其治以秦艽通络清热；以桃仁、红花活血化瘀以没药、乳香以活血止痛；以鸡血藤活血补血；以地龙通络理血；以生地、玄参清热凉血；以天冬、麦冬清热益阴。方药相互为用，以建其功。[1]

2. 韩某，男，61 岁，干部，2001 年 10 月 25 日初诊。患者 1 月前确诊为左侧肋部带状疱疹，用多种中西医药治疗 10 天后皮疹逐渐消退，却遗留肋间神经痛难以忍受。诉口干、烦躁、寐差、大便干。查皮肤情况可见左侧肋间前后有 5 处色素斑片。舌质暗红苔薄黄，脉沉细涩。属热久伤阴，瘀血阻络，为肝肾阴虚之体用苦寒之药进一步伤阴而致本症。治宜增液汤加活血通络止痛之品，处方：玄参 30g，生地 20g，麦冬 15g，桃仁 10g，红花 10g，没药 9g，延胡索 12g，柴胡 10，白芍 30g，甘草 10g。服药 10 余剂，疼痛消失，随访无复发。[2]

按：本例为患者老年，热病伤阴，久用苦寒药劫阴，阴液受损严重，而患者本已肝肾阴虚，故阴虚更甚。津液同源，阴虚则血化无源，阴虚可致脉络涩，血行迟而致血瘀，血虚亦可致瘀，故治疗应注重滋阴。用增液汤增水行血，在滋阴润肤的同时，再佐以桃仁、红花、白芍、延胡索、柴胡等活血祛瘀之品而收全功。增液汤出自《温病条辨》，方由玄参，生地，麦冬组成，原方用于温病之大便不下，功在滋阴清热，润燥通便，此次用之在于其卓越的增液功能，有效滋补阴液。

二、老年皮肤瘙痒症

皮肤瘙痒症是一种自觉瘙痒而临床上无原发损害的皮肤病。皮肤瘙痒症的病因尚不明了，多认为与某些疾病有关，如糖尿病、肝病、肾病等；同时还与一些外界因素刺激有关，如寒冷、温热、化纤织物等。皮肤瘙痒症有泛发性和局限性之分，泛发性皮肤瘙痒症患者最初皮肤瘙痒仅限局限于一处，进而逐渐扩展至身体大部或全身，皮肤瘙痒常为阵发性尤以夜间为重，由于不断搔抓，出现抓痕、血痂、色素沉着及苔藓样变化等继发损害。

老年由于阴津亏少，皮肤退行性变，表现为皮肤萎缩变薄、含水量降低、皮肤附件萎缩、皮脂腺及汗腺分泌减少，皮肤干燥，失去润滑保护作用，更易发生本病，全身性的瘙痒可能和系统性疾病所致、药物反应、食用烟、酒、海鱼和辛辣食品等有关，局限性瘙痒症可能和局部病变有关，如：肛门瘙痒，多与肛瘘、痔、肛裂、肛周多汗、便秘、腹泻及前列腺炎等有关；阴囊瘙痒，常与局部温暖潮湿、摩擦、股癣或维生素 B_2 缺乏有关。本病常因情绪波动、气温变化、使用碱性过强的肥皂、饮酒之后、进食辛辣食物、洗浴、衣被摩擦等诱发。治疗当以养血、祛风、安神为准。

【病案举例】

1. 李某，男，62 岁，干部，于 2000 年 12 月 27 日初诊。患者主诉全身皮肤痛痒 2 年余，口服氯苯钠敏、赛庚啶等西药，疗效欠佳。皮肤常感瘙痒，经搔抓后出现丘疹。查皮肤情况可见躯干、四肢抓痕明显，并有暗红色丘疹及色素斑点。舌质暗红苔燥，脉细。诊断为老年瘙痒症。属阴虚生风生燥，皮肤失养而致。治以增液汤加润肤祛风之品，处方玄参 15g，生地 20g，麦冬 12g，当归 12g，川芎 9g，蝉蜕 6g，防风 9g，刺蒺藜 30g，胡麻仁 9g，地肤子 15g，甘草 6g，每日一付，水煎分早晚两次服用。10 剂后，皮肤瘙痒明显减轻，大便通畅，随证加减又服 10 剂，症状消失，随访半年无复发。

按：老年之体本为肝肾阴虚，慢性疾病久易伤阴，血虚、血瘀与阴虚关系密切，阴虚可致血虚，又可导致脉络涩，血行迟而致血瘀。故治疗关键均在于滋阴。增液汤出自《温病条辨》，方由玄参，生地，麦冬组成，原方用于温病之大便不下，功在滋阴清热，润燥通便。用增液汤增水行血，在滋阴润肤的同时，再佐以祛风及活血祛瘀之品，即可收全功。[2]

2. 李某，男，70岁，皮肤疹痒1月余。诊见全身皮肤干燥，遍布抓痕，甚至搔抓后呈苔癣样改变，皮肤脱屑如糠秕，伴口干心悸，失眠多梦，舌红少津，脉细。证属阴液亏虚，生风生燥，治以增液润燥，祛风止痒。处方：玄参、麦冬各30g，生地20g，牡丹皮、薄荷、荆芥各15g，当归、刺蒺藜、蝉蜕、甘草各6g，百合、石斛各10g，珍珠母、煅龙骨各30g，水煎服，每日1剂。并嘱忌烟酒发物，内衣要柔软宽松，宜棉丝织品。服药2周后，皮肤瘙痒缓解，继发性皮损减轻。继服1周后，皮肤瘙痒消失，皮损渐愈，其他不适症状消除，随诊1个月未复发。[3]

按：皮肤瘙痒多因外感热毒风邪或血虚生风所致，治疗用清热解毒、凉血养血祛风之剂。但老年人有其自身特点，老年人皮脂腺分泌不足，阴液偏虚，气血不足，血虚生风，故多发此病。阴虚燥生或热毒煎灼津液，干扰了人体津液的生成、转化和敷布，正如《内经》曰"燥盛则干"，刘完素云"诸涩枯涩，干劲皱揭，皆属于燥"。故老年人皮肤疹痒用增液润燥法治疗，以增液汤为主，加入凉血祛风润燥止痒之品，则阴血得复，燥邪得清，肌肤得以濡养，瘙痒得以消除。

三、神经性皮炎

神经性皮炎为一种常见的发生于颈、肘等部位的皮肤瘙痒、苔癣化为特征的皮肤神经功能障碍性皮肤病。又名慢性单纯性苔癣。好发于颈部、四肢、腰骶，以对称性皮肤粗糙肥厚，剧烈瘙痒为主要表现的皮肤性疾病。为常见多发性皮肤病，多见于青年和成年人，儿童一般不发病。夏季多发或季节性不明显。病因目前尚不十分明了，一般认为可能与神经系统功能障碍、大脑皮质兴奋和抑制平衡失调有关。如情绪波动，过度紧张，神经衰弱，焦虑不安，恐怖忧愁等。饮酒、日晒、搔抓及局部磨擦等刺激，能诱发局部瘙痒，经常搔抓致使局部皮肤形成苔癣化。在苔癣化形成后，又可引起局部发生痒感，形成恶性循环，常使神经性皮炎不易治愈。

本病与中医的"牛皮癣"、"摄领疮"等相类似。《诸病源候论·摄领疮候》中说："摄领疮如癣之类，生于颈上，痒痛，衣领拂着即剧，云是衣领揩所作，故名摄领疮也"。明《外科正宗·顽癣》中说："牛皮癣如牛项之皮，顽硬且坚，抓之如松木。"中医认为本病多因情志不遂，郁闷不舒，心火上炎，或因风湿蕴肤，经气不畅以致气血运行失调，凝滞于皮肤，日久耗血伤阴，血虚化燥生风，或因脾蕴湿热，复感风邪蕴阻于肌肤而发病。

【病案举例】

杜某，女，70岁，农民，2002年3月2日初诊。患者颈部、双肘及小腿伸侧患神经性皮炎8年，对症治疗效果不佳，经常搔抓，热水烫洗。患者常年夜寐差，便秘。查皮肤情况可见颈、双肘、小腿伸侧皮损部位已肥厚成苔藓样变；舌质暗淡，脉弦细。证属血虚生风，皮肤失濡，治宜养血滋阴润燥，佐以熄风。处方：当归12g，鸡血藤30g，生地12g，玄参15g，麦冬9g，川芎9g，白芍9g，地肤子15g，刺蒺藜30g，夜交藤30g，远志12g，甘草6g. 水煎服，日1剂。5剂后瘙痒减轻，夜眠好转。因皮损处呈苔藓样变，配合皮炎宁和肤疾宁强化局部治疗，随症加减又服20剂，痊愈。[2]

按： 老年之体肝肾阴虚，慢性疾病久易伤阴，阴虚血少，血虚化燥生风，则致脉络艰涩，血行迟缓而发为神经性皮炎。其治疗关键在于滋阴。故选《温病条辨》中增液汤加味，以用增液汤增水行血，滋阴润肤，同时佐以川芎鸡血藤、地肤子等养血祛风之品，配合当归、白芍活血祛瘀，复加夜交藤、远志宁心安神而收全功。

参考文献

[1] 孙力. 益阴活血法治疗老年带状疱疹后遗症. 四川中医，2004，22（0）：87.

[2] 齐英. 增液汤加减治疗老年皮肤病的临床体会. 内蒙古中医药，2002，16.

[3] 孙蓓. 增液汤临证配伍应用. 吉林中医药，2006，26（4）：45-46.

第七章

外 科 疾 病

一、肛裂

肛裂是发生在齿线以下肛管的小溃疡，常引起排便时肛门剧痛及出血、便秘，愈合较困难。肛裂是一种常见的肛管疾患，也是中青年人产生肛管处剧痛的常见原因。肛裂最多见于中年人，但也可发生于老人及小儿。一般男性略多于女性，但也有报告女多于男。肛裂常是一个裂口，绝大多数发生在肛管后正中线中。《医宗金鉴·外科心法要诀》中"肛门围绕，折而破裂，便结者，火燥也。"的记载扼要地指出了本病的病因。中医认为本病常因嗜食辛辣厚味之人，引起热结肠燥或湿热下注或阴津不足，粪便坚硬干燥，难以排出，强努则损伤肛门。其病机在于阴虚津乏或热结肠燥，而致大便秘结，临厕努责，损伤肛管皮肤，湿毒之邪乘虚侵人皮肤经络，局部气血凝滞，运行不畅，经久不敛而发病。《外科大成》中"沟肠痔，肛门内外有痔，折缝破烂，便如羊粪，粪后出血秽臭大痛者。"明确指出了本病具有疼痛、出血、便秘等三大特征。

【临床运用】

梁氏等运用用增液汤治疗 61 例肛裂患者，平均年龄 33.12±10.13，症状：疼痛 56 例（91.8%），出血 51 例（83.6%），便秘 49 例（80.3%）。治疗予增液汤治疗（由玄参 15g，麦冬 20g，生地黄 15g 组成），若服用后大便仍不下者，可适当加用生大黄、芒硝。每日 1 剂，加水 500ml，煎至 150ml，连服 1 周为 1 个疗程。治疗结果：治疗组，治愈 9 例（14.8%），显效 12 例（19.7%），好转 21 例（34.4%），无效 19 例（31.1%），总有效 42 例（68.9%）。[1]

二、混合痔术后便秘

混合痔术后便秘主要由于肛门局部手术，为外科器具损伤所致，其病机为术后病灶虽去，但肌肤、肌肉受损，致脉络断裂，经气被其所激，气血郁滞于络外，经脉气血不畅，导致腑气不通；同时手术耗伤津液，津液不能下润，濡养大肠，以致大便秘结；又因患者术后畏惧便时肛门创面疼痛，强忍不便，粪便积久，水分减少而致津液不足，肠道失润则糟粕滞留肠道不能排出体外而大便秘结。加之排便久蹲努责，使伤口水肿、出血、疼痛，从而形成恶性循环，影响创口愈合。

【临床运用】

蔡氏等运用增液汤加味治疗 1 期混合痔术后便秘 56 例，其中男 35 例，女 21 例，平均年龄 37.47 ± 11.05，伴随症状：出血 52 例，疼痛 47 例。术前情况：痔核个数 1 个 11 例，2 个 22 例，3 个 14 例，4 个 9 例。术后治疗：治疗组用增液汤（由玄参 15g，麦冬 20g，生地黄 15g 组成），出血明显者加地愉、侧柏叶、鬼针草；大便干结者加枳壳、瓜蒌仁；疼痛者加乳香、白芷。上述中药水煎服，日 1 剂，早晚各服 1 次，1 周为 1 个疗程，明确诊断当天开始服用。结果：治愈 46 例，好转 9 例，未愈 1 例，总有效率 98.2%。[2]

三、静脉曲张性小腿溃疡

静脉曲张性小腿溃疡是由静脉曲张引起局部血液循环障碍，造成组织细胞无氧代谢，生物氧化过程中断，使组织细胞缺氧形成皮肤青紫色或溃疡，甚至血管破裂出血的疾病。下肢静脉曲张是由于下肢静脉壁薄弱和瓣膜功能不全、静脉内压增高所致的静脉屈曲和扩张，在此基础上常发生溃疡。该病与中医学"臁疮"、"膝疮"相类似。中医认为，由于先天禀赋不足，筋脉薄弱，加之久行久立，过度劳累，进一步损伤筋脉，以致经脉不合，气血运行不畅，血壅于下，瘀血阻滞脉络扩张充盈，日久交错盘曲而发生下肢静脉曲张，亦有因远行、劳累之后，涉水淋雨、遭受寒湿，寒凝血脉，瘀滞筋脉络道而为病。瘀久不散，化生湿热，流注于下肢经络，复因搔抓、虫咬等诱发，则腐溃成疮，日久难敛，而成溃疡。湿热日久伤阴，患者可见阴伤表现，故增液汤可用于本病治疗。

【临床运用】

甄氏应用增液汤加味治疗下肢静脉曲张性静脉炎伴小腿溃疡 16 例，其中男 12 例，女 4 例；年龄最小者 30 岁，最大者 56 岁；病程最短 6 个月，最长 5 年。全部病例均见下肢静脉曲张性静脉炎合并小腿溃疡。主要临床表现为下肢浅静脉扩张、伸长和弯曲，患肢浮肿，压之凹陷，皮肤色素沉着，溃疡面覆盖分泌物，肉芽微红，触之稍痛，易出血，局部红肿热痛。治疗采用增液汤加味治疗，处方：玄参、麦冬、生地黄、茯苓、益母草、蒲公英各 30g，赤芍、丹参、金银花各 20g，当归 15g。

水煎服，每日1剂。若小腿有索条硬结者加海藻、昆布、牡蛎、鳖甲；溃疡分泌物多者加泽泻、防己、赤小豆、生薏苡仁；疼痛明显者加川楝子、延胡索；局部紫暗瘀血明显者加鸡血藤、红花。局部外敷自拟臁疮散（黄连、乳香、没药、生大黄、赤芍、生甘草、人工牛黄、冰片、青黛、紫河车），隔日换药1次。结果：本组16例，经治疗后，局部红肿热痛消失，溃疡形成结痂，自然脱落，全部痊愈。[3]

【病案举例】

1. 刘某，男，34岁，1991年1月9日初诊。右下肢静脉曲张5年多，右下肢静脉炎伴小腿溃疡2年。患者5年前患右下肢静脉曲张，3年后始右下肢皮肤呈褐色肿胀，疼痛逐渐加重，并见溃烂。曾在多家医院治疗，效果未显。经用上述方法治疗1个多月，肿痛消除，溃疡面愈合。随访1年未复发。[3]

按：《医家金鉴·外科心法》："……外臁者，属足三阳经，湿热结聚，……内臁属三阴，由湿热臁血分虚热而成……"，其治可从从清热解毒，利湿通络论治。本病系由病延日久，湿热搏结，暗耗津液，终成阴虚血热，瘀毒蕴结，筋聚络阻之证。故治疗以增液汤加当归滋阴养血濡脉；蒲公英、金银花清热解毒；赤芍、益母草、丹参、茯苓活血利湿消肿；外用臁疮散消炎止痛生肌，从而获得满意的临床效果。

2. 张某，男，53岁，右下肢静脉曲张5年，右下肢静脉炎及小腿溃疡2年。5年前患右下肢静脉曲张，3年后右下肢皮肤呈褐色肿胀，疼痛逐渐加重，并见溃烂，流脓水。诊见右下肢浅静脉扩张、弯曲，患肢浮肿，压之凹陷，局部皮肤色素沉着，溃疡面覆盖分泌物，触之疼痛，易出血，舌红少津，脉细。中医诊断：膝疮。证属阴亏血热，瘀毒蕴结。拟予增液汤加解毒化瘀之品。处方：玄参、生地、麦冬、茯苓、益母草、蒲公英各30g，赤芍、丹参、金银花各20g，当归15g。水煎服，每日1剂。再予中成药三妙丸口服，祛腐生新膏外敷。治疗2周，肿痛减轻，疮面肉色转红，脓水变稠。继治3周，肿痛消除，溃疡面愈合，随访半年未复发。[4]

按：膝疮为病，《医宗金鉴》曰："外膝者，属足三阳经，湿热结聚，……内臁属三阴，由湿热兼血分虚热而成"。再结合临床，考虑到本膝疮患者病延日久，湿热搏结，暗耗津液，所谓"久病必虚"，阴亏液耗，故予增液汤滋阴濡脉，酌加化瘀解毒之品，以及内服清热燥湿、外敷祛腐生新的中成药，标本兼顾，相得益彰，病证乃除。

参考文献

［1］梁瑞文，游志华．增液汤治疗血热肠燥型肛裂 61 例．福建中医药，2006，37（3）：25.

［2］蔡而伟，游志华．增液汤加味治疗 1 期混合痔术后便秘 56 例．福建中医药，2007，38（5）：7－8.

［3］甄达夫．增液汤加味治疗静脉曲张性小腿溃疡 16 例．新中医，1998，30（9）：45.

［4］孙蓓．增液汤临证配伍应用．吉林中医药，2006，26（4）：45－46.

下 篇

实验研究

第一章

增液汤的制剂工艺研究

一、增液汤

[处方] 玄参 385g，山麦冬 308g，生地黄 308g。

[制法] 将药材细粉或提取物等制成干燥颗粒状制剂；将中药经过提取、精制、配制等步骤而制成的灭菌溶液。

[性状] 针剂；颗粒剂；汤剂。

[用法与用量] 汤剂：日 1 剂水煎服。颗粒剂：每次 1 袋，日 2~3 次口服或遵医嘱。

[贮藏] 密闭，防潮。

二、增液合剂

[处方] 生地 12g，女贞子 12g，玄参 9g，麦冬 9g，石斛 9g，生白术 15g。

[制法] 以上各单味药制成浓煎剂，每毫升含 2g 生药。

[性状] 口服液。

[用法与用量] 每次 10ml，日 2 次服。

[贮藏] 密闭。

三、生脉增液通胶囊

[处方] 西洋参、麦冬、地黄、玄参、肉苁蓉、五味子、大黄。

[制法] 以上七味，水煎，浓缩成稠膏，干燥，粉碎，混匀，过筛，装入胶囊即得。

[性状] 本品为胶囊剂，内容物为棕褐色的粉末；味微苦。

[用法与用量] 口服。一次 4 粒，一日 3 次。

[贮藏] 密封，置阴凉干燥处。

四、增液口服液

[处方] 玄参，山麦冬，生地黄。

[制法] 以 1：0.8：0.8 比例取上三味，水煎，过滤，合并滤液，减压蒸干，残渣以水溶解，以 12 倍的 70% 的乙醇萃取上液，回流提取 4 次，即得。

[性状] 本品为棕褐色的液体；味微甜、略苦。

[用法与用量] 口服，一次 20ml，一日 3 次，或遵医嘱。

[贮藏] 密闭。

五、止泻增液冲剂

[处方] 马鞭草 5g，辣蓼草 5g，蛇泡草 5g，生地 15g，麦冬 15g，山莨菪碱 5mg，蔗糖适量。

[制法] 以上各单味药制成浓煎剂，每毫升含 2g 生药。

[性状] 冲剂。

[用法与用量] 首次以 500ml 温开水冲服，4 小时后重复 1 次，以后 1 包 3 次日冲服，连服 3 日。

[贮藏] 密闭。

六、苦黄增液汤

[处方] 苦参 10～20g，黄连 6～10g，生地 15～30g，麦冬 15～30g，玄参 10～20g，沙枣仁 15～30g，柏子仁 10～20g。

[制法] 把药物配齐后，用水半浸透后，煎煮一定时间，然后去渣取汁。

[性状] 汤剂。

[用法与用量] 水前至 300ml 分 3 次服，每周 6 剂，2 周为 1 疗程。

七、养阴增液汤

[处方] 生地 2g，玄参 25g，麦冬 15g，沙参 15g，桔梗 15g，木蝴蝶 15g，玉竹 15g，半枝莲 15g，金银花 15g，甘草 10g。

[制法] 把药物配齐后，用水半浸透后，煎煮一定时间，然后去渣取汁。

[性状] 汤剂。

[用法与用量] 水煎至 300ml，分 3 次服，每周 6 剂，2 周为 1 疗程。

第二章

增液汤的药理研究

第一节　增液汤各组成中药的药理研究

一、玄参

（一）化学成分

玄参的主要有效成分是环烯醚苷类，主要为哈把苷、桃叶珊瑚苷以及玄参苷元和玄参苷甲、脂肪酸、胡萝卜素、微量挥发油等。[1]

（二）药理研究[2]

1. 对心血管系统的作用　具有降血压作用。本品水浸液、醇浸液和煎剂对麻醉犬、猫、兔等多种动物可引起血压下降。口服玄参煎剂 2g/kg，每日 2 次，对肾性高血压犬的降压作用较健康犬更为明显。玄参所含的天门冬氨酰静脉注射可引起动物血压下降，外周血管扩张，心收缩力增强，心率变慢和尿量增加。玄参乙醇提取物能明显增加离体兔心冠脉流量，增加小鼠心肌[86]铷摄取量，对垂体后叶素所致家兔实验性心肌缺血有保护作用、还能增强小鼠耐缺氧能力，对麻醉猫有一定降压作用。此外，玄参还能增加离体兔耳灌流量，对氯化钾和肾上腺素所致兔主动脉血管痉挛有一定的缓解作用。麻醉兔静脉注射玄参流浸膏，小剂量能使血压先略上升、继而下降；大剂量则仅血压下降。水浸液、乙醇-水浸液及煎剂对麻醉狗、猫、兔等多种动物有显著的降压作用。健康狗及肾型高血压狗口服煎剂 2g/kg，每日 2 次，均表现降压作用。且对肾型高血压狗降压效力比健康狗显著。较小剂量玄参的降压作用出现延缓，同属的一种玄参植物中含的总黄酮苷元对动物也有降压作用。

2. 对中枢神经系统的作用　具有镇静、抗惊厥作用。多种玄参属植物浸膏剂有镇静、抗惊厥作用，腹腔或皮下注射林生玄参浸剂 2.5～6g，能抑制小鼠自发活动，延长海索比妥的睡眠时间。北美林生玄参的制剂可抗戊四氮所引起的惊厥。

3. 对内分泌系统的作用　降血糖作用。正常家兔皮下注射玄参流浸膏 5g/kg，可引起血糖略降低。

4. 解毒作用　解毒作用。从北玄参根中提取的 P－甲氧肉桂酸对伤寒疫苗所致的家兔发热有较好的解热作用。

5. 抗菌作用　抗病原微生物及其毒素作用。玄参的浸剂在体外有抗真菌作用。含玄参的养阴清肺汤等方剂在体外对白喉毒素有显著的"中和"能力，对白喉杆菌有明显的抗菌和杀菌能力。据报道，玄参叶和根均具有抗菌作用，且玄参叶的抑菌效力比玄参强，对金黄色葡萄球菌特别明显，对白喉、伤寒杆菌次之。玄参叶和玄参杀菌作用均较差，其最低杀菌浓度均需 50mg/ml 含药量以上。[3] 50% 煎剂用平板稀释法，对金黄色葡萄球菌有抑制作用。浸剂用试管稀释法，1：160 对须癣毛菌、羊毛状小孢子菌有抑制作用。

6. 其他作用　小剂量玄参流浸膏给蟾蜍心脏灌注时，可呈现强心作用，剂量加大呈现中毒现象。玄参含皂苷有显著的溶血作用，并能引起局部刺激。

玄参提取物对大鼠血液流变性、凝固性和纤溶活性的影响。玄参的石油醚、乙醇、水提取物灌胃 12 日后，对大鼠血小板聚集率、血液黏度、血液凝固性、纤维蛋白溶解活性等方面的影响。[4]

（三）炮制研究

现代一般认为，玄参蒸制后切片的目的，一是为了缓和其寒性，入滋阴剂，免伤脾胃；二是因为玄参含有大量黏性物质，蒸制后有利于切制。《雷公炮炙论》：玄参使用时勿令犯铜，饵之噎人喉，丧人目；《医宗粹言》：玄参行表治浮游无根之火，得酒气而力愈健；《本草述钩元》：玄参极忌铜铁之火，入滋阴剂，须蒸晒过差减寒性。明朝还记载有用酒拌焙法治颈项结核，是因灼痰凝络，借酒性通络散结（《万病回春》）。酒洗治耳聋耳鸣，是因为酒性热，以折其寒（《仁术便览》）[4]。蒲草包是为了去热燥，协同药效。[5]

二、麦冬

（一）化学成分

本品主要含有多种糖苷、黄酮、挥发油及多种无机元素等。

（二）药理研究

1. 对中枢神经系统的影响　麦冬总氨基酸 0.5ml/10g 腹腔注射给于

小鼠 30 分钟后，腹腔注射戊巴比妥钠 30mg/kg，观察翻正反射消失动物数。结果麦冬总氨基酸有明显的协同中枢抑制药作用（$P < 0.05$），而麦冬总皂苷及总糖对阈下催眠剂量的戊巴比妥钠作用无明显影响。15% 麦冬须制剂 10ml/kg 灌胃能抑制注射松节油 2.0ml/kg 的家兔的发热（$P < 0.01$），但发热后用药则无抑制作用。麦冬煎剂有镇静作用，亦能加强氯丙嗪的镇静作用，增强戊巴比妥钠的催眠作用，拮抗咖啡因的兴奋作用，能推迟回苏灵引起的抽搐，强直性惊厥及死亡发生的时间，但不能使动物免于死亡。

2. 对心血管系统的影响

（1）对离体蟾蜍心脏心功能的影响：用八木 - Hartung 法离体蟾蜍心脏灌流证明；麦冬总皂苷 I（粗提物）加强心肌收缩力作用最强，而总皂苷 II（较纯物）作用不及总皂苷 I，一般在心肌收缩力增强的同时伴有心输出量的增加。大剂量的总皂苷 I、II 及总糖对心脏均产生抑制，可使心肌收缩力减弱、心输出量减少，房室传导阻滞、甚至停傳。总皂苷 I、II、总糖、总氨基酸对心率一般稍减慢或不变，均无明显影响。

（2）对离体豚鼠心脏心肌收缩振幅的影响：用 Langendorff 法豚鼠离体心脏灌流表明，麦冬总皂苷及总氨基酸小剂量均可使心肌收缩力增强，冠脉流量增加，大剂量则抑制心肌，减少冠脉流量，但两者对心率无影响。

（3）抗心律失常作用及其电生理特性：麦冬总皂苷 10mg/kg 静脉注射可有效地预防或对抗由 CHCL3 - Adr，BaC12，Aco 所诱发的心律失常，并使结扎犬冠状动脉 24 小时后的室性心律失常发生率由 87 ± 8 降至 57 ± 7%。电生理实验表明麦冬总皂苷 15mg/kg 可明显降低兔单相动作电位的 Vmax，缩短其 APD10，APD50；麦冬总皂苷 50μg/ml 也可使豚鼠乳头状肌细胞跨膜动作电位的 APA，Vmax 明显降低，APD10，APD50 明显缩短；同时 ERP/APD 显著增大。麦冬对氯化钡、乌头碱、肾上腺素、垂体后叶素等所致的心律失常均有改善作用。用硫酸镁 2.5g，麦冬 20g 稀释于 500ml 葡萄糖生理盐水内静脉滴注治疗实验性狗心肌梗死，用药 6 小时，24 小时早搏出现次数与对照组相比，结果表明麦冬合同小剂量硫酸镁对心梗后心律失常有一定预防作用。

（4）对实验性心肌梗死时环核苷酸代谢的影响：用新西兰兔麻醉后结扎冠脉前降支，造成急性实验性心肌梗塞，经耳静脉注射麦冬注射液 15ml（相当生药 15g）。然后与对照组一起在术后即刻、术后 15、30、60 分钟，直接心脏穿刺采血，测定血浆 cAMP 和 cGMP。结果术后

15 分钟，对照组 cAMP、cGMP 继续升高，麦冬组呈下降趋势（$P < 0.05$），术后 30 分钟麦冬组仍低于对照组（$P < 0.02$），术后 60 分钟恢复至术前水平。血浆 cAMP/cGMP 比值变化：术前两组无显著性差异，术后即刻两组比值均下降；对照组在术后 15、30 分钟，继续下降分别为 4.6 ± 1.61；4.57 ± 2.01；而麦冬组已接近术前水平，分别为 6.46 ± 2.12 和 6.48 ± 2.39（P 值均 < 0.05），术后 60 分钟，麦冬组仍维持术前水平，对照组有上升趋势，两组无显著差异。急性心肌梗死后血浆 cAMP、cGMP 含量明显高于正常。可能是一种应激反应，由于大量心肌细胞坏死溶解，释放出 cAMP 和 cGMP，使血浆中水平增高，反应心肌损伤的程度。由于心肌缺血时，cGMP 增高较 cAMP 更明显，所以心机梗死后 cAMP/cGMP 比值明显下降。麦冬可能使心肌梗死后心肌营养血流量增加，缺血缺氧的心肌细胞较快获得修复与保护，致使心肌 cGMP 和 cAMP 的释放减少，从而降低血浆中的含量，而使两者比值恢复平衡。

3. 对动物免疫活性的影响

（1）对小鼠常压耐缺氧能力的影响：取 18~20g，ICR 小鼠 30 只，分别腹腔注射麦冬多糖、人参总皂苷（20mg/kg），对照用等量生理盐水，30 分钟后置盛有钠石灰的密闭广口瓶中，记录小鼠死亡时间。结果麦冬多糖组的小鼠存活时间与对照组比较极显著延长（$P < 0.01$）。

（2）对免疫器官重量的影响：取 ICR 小鼠分别腹腔注射麦冬多糖、人参总皂苷（剂量 10mg/kg），对照用等量生理盐水，连续给药 7 天后放血处死动物，称体重及胸腺、脾脏重量，计算胸腺指数和脾指数。结果麦冬多糖可极显著增加小鼠的脾脏重量（$P < 0.01$），而对胸腺无明显影响。

（3）对小鼠碳粒廓清作用的影响：取 ICR 小鼠，分别腹腔注射麦冬多糖、人参总皂苷（10mg/kg）和生理盐水，连续给 7 天，末次给药后尾静脉给于稀释 3 倍的中华碳素墨水 0.1ml/10g，分别计算廓清指数。结果麦冬多糖组可显著增强小鼠的碳粒廓清作用（$P < 0.01$）。

（4）对由环磷酰胺和 [60] 钴照射引起的小鼠白细胞数下降的影响：麦冬多糖 10mg/kg 对小鼠腹腔注射 0.4ml 环磷酰胺（5mg/ml）所致的白细胞下降有极显著的对抗作用（$P < 0.01$）。同样剂量的麦冬多糖连续腹腔注射 8 天，第 8 天给药后 1 小时将小鼠放置在距照射源（[60]钴）60cm 处进行照射，照射后继续给药 3 天，照射后第 7 天，眼眶取血，计算白血球数。结果麦冬多糖可显著对抗由 [60] 钴射线照射引起的白血球下降（$P < 0.01$）。

（5）麦冬多糖对小鼠血清中溶血素的形成有明显促进作用，对家兔血红细胞具有凝集素样作用。

（6）麦冬水煎液腹腔注射小鼠，剂量相当每千克12.5g生药，能极显著增加小鼠脾脏重量；增强小鼠碳粒廓清作用；极显著对抗由环磷酰胺引起的白细胞下降等作用。

（7）对体液免疫和细胞免疫的影响：用 BALB/C 幼鼠，配对成试验组和对照组，饲养1月后，每鼠注射绵羊细胞（SRBC）4.0亿个（0.2ml），注射后定期取血，测定抗体，计算 HC50。结果表明用麦冬须有促进抗体生成和延缓抗体消退（$P < 0.05$）。用配对的两组 BALB/C 小鼠脾细胞悬液，2份加 PHA60μg/ml，1份不加致裂原。培养72h后，用 3H 胸腺嘧啶核苷掺入后在闪烁仪上测定淋巴细胞转化刺激指数，结果表明，麦冬须根提取物有提高细胞免疫作用。

（8）对带瘤小鼠免疫功能的影响：麦冬须水溶液对 NIH 纯系接种 S180 和 EAC 癌细胞的白细胞和 T 细胞均有明显的提高（$P < 0.01$ 或 $P < 0.05$）。

4. 其他作用　小鼠在饲料中添加麦冬根须可降低体内羟脯氨酸。对雄性小鼠脑中单胺氧化酶（MAO-B）抑制率为38.6%。雄性小鼠肝中 SOD 活性提高45.5%。果蝇寿命试验还表明麦冬根须饲料有明显的延长果蝇寿命，提示有延缓衰老趋势。游泳试验表明麦冬所含皂苷、多糖、氨基酸等有明显抗疲劳作用。

（三）炮制研究

麦冬生品味甘微苦，性微寒，以滋肺阴力专，多用于燥热咳嗽、肺痨潮热等，如《医门法律》清燥救肺汤，治温燥伤肺、干咳气逆、咽干鼻燥等症；朱砂拌药，味甘微苦，性寒，以清热除烦力胜，多用于心烦不安，或不易入眠，如清营汤症即是；而炒制味甘微苦，性微寒近平，以养胃生津为强，多用于消渴善饮，或气短口干，或大便秘结等。其辅料还有用酒，目的有三：一是引经；二是增强滋补作用；三是降低寒性。还有米制，其作用与酒制相仿。[6]

三、生地

（一）化学成分

生地含有梓醇、多种氨基酸和糖、甘露醇、β-谷甾醇及菜油甾醇等，其化学成分以苷类为主，其中又以环烯醚萜苷类为主。

（二）炮制研究

炮制作用主要在改变药性，提高疗效。生地黄蒸制成熟地黄认为有同样倾向。酒熟地与蒸熟地具有利尿、镇静等药理作用，还原糖、糖苷、有机酸、氨基酸、醚溶液、荧光物质、酚羟基等定性分析都一样，临床上的降压有效率分别定83.3%和90.7%，胆固醇的降低率分别是22.4%和23.8%，

熟地中单糖含量比生地高2倍以上。这是由于生地在经炮制蒸制熟地时部分多糖和低聚糖类物质水解生成的。生地中除水苏糖外，蜜三糖、蔗糖等寡糖类在蒸处理过程中水解，游离出果糖；炮制后的熟地中基本不存在上述糖类，那些糖分别变为甘露三糖、蜜二糖及葡萄糖。生地中氨基酸亦因炮制而迅速减少，特别是碱性氨基酸、赖氨酸及精氨酸此倾向显著。熟地中氨基酸含量低，主要是由于糖类生成的果糖或5-羟甲基糠醛与氨基酸类反应形成蛋白黑素之故。生地黄、熟地黄炒炭前后均有止血作用，因此地黄及其炒炭品用于止血是可行的。地黄炒炭后并无增强止血作用。

第二节　增液汤的药理研究

一、对津亏液竭便秘的作用

增液汤出自清·吴鞠通的《温病条辨》，由玄参、生地、麦冬三药组成，"寓泻于补，以补药之体，作泻药之用"，有滋阴清热、润燥通便之功，用以治疗"阳明温病，无上焦证，数日不大便……其人阴素虚，不可行承气者"。吴氏称此法为"增水行舟"法。现代药理研究结果显示本方具有解热、抗炎、补充体液及提高免疫力的作用。述实验结果表明，增液汤具有：①缩短正常小鼠和便秘小鼠排便时间，增加排便粒数的作用。②促进正常小鼠和便秘小鼠小肠炭末推进的作用。③明显增加肠道内水分含量。以上这些作用均随剂量增加而加强。增液汤有明显增进肠蠕动，增加肠内水分含量的作用，证明该方通便作用的机制可能与其增加肠道水分含量有关。实验结果还表明，该方的通便作用具有剂量依赖关系，证实吴鞠通在运用该方治疗津亏液竭便秘时强调的"但非重用不为功"的科学性。[7]

现代药理研究表明，生地、玄参中含有维生素A的成分，有润燥的作用。从动物实验研究结果显示：由玄参、生地、麦冬3药组成的增液汤可以促进正常小鼠的肠道运动、增加排便量、促进炭末推进，明显

增加小鼠肠道内水分含量。由此可以推测，增液汤通便的作用机制可能与其增加肠道水分含量，润滑肠道，使干结的粪便松软、膨胀，反射性刺激肠道的运动，而使粪便易于排出有关。但关于其增加肠道水分含量的机制及其对肠道平滑肌作用方式等问题，还有待于进一步探讨。[8]

二、对口腔扁平苔藓的治疗作用

地黄的不同炮制品（生地黄、熟地黄、酒熟地黄、砂仁熟地黄）中，以含熟地黄的组方对小肠蠕动的促进作用最为明显，但是地黄的不同炮制品所组增液汤各组间无显著性差异。小鼠肠容量试验结果表明：增液汤对小肠肠容量的增加有极显著的促进作用，具生津润肠通便之功效。以地黄不同炮制品所组方的增液汤药效比较，以酒制熟地黄的组方对小鼠肠容量增加的作用最为明显。地黄4种炮制品所组成的增液汤在促进肠蠕动、增加肠容量之药效与空白对照组比较均具有显著性差异，但各给药组方之间没有显著性差异；熟地黄和酒地黄在药效方面的作用有强于其他两种地黄组方的趋势。[9]

三、对环磷酰胺诱发的微核的抑制作用

微核是染色体损伤的一种表现形式，是由染色体断裂遗落下的断片到末期时被子细胞排除而形成次核，游离于细胞质中，在间期细胞中可见12N个比普通细胞核小得多的圆形结构微核。故微核率的变化常作为检测受试物诱变性的方法。它可用来评估各种理化因子致癌致变能力。检测环境污染，其逆向思维可检测抗变剂。实验表明：增液汤治疗组的微核率均较阳性对照组低，且与阳性对照组微核率有显著性差异，具有抗变作用。[10]

四、对阴虚证的治疗

王氏在成功建立阴虚热盛证动物模型的基础上，观察了增液汤对阴虚热盛证家兔血液流变学的影响。实验发现，增液汤对阴虚热盛证家兔可有效抑制阴虚热盛证的全血黏度和血浆黏度升高，增加红细胞变形能力，降低血小板聚集性，改善红细胞变形能力，改善血液瘀滞状态，恢复正常的血液供应。提示增液汤具有改善血液流变学和抗血液瘀滞作用，确有活血化瘀效应。[11]维护血清电解质含量的稳定，降低全血黏度，降低血浆中MDA的含量，提高SOD的活力，保护组织免受损伤，增液汤对家兔营热阴伤证模型有着良好的防治作用。[12]

五、增强免疫功能

生地、麦冬等滋阴药能对抗接受大剂量环磷酰胺小鼠的外周血液白细胞的减少。玄参、生地、麦冬等具有调正"阴虚"动物模型的核酸合成率的作用,当用于核酸合成率高于正常时能使之降低,用于核酸合成率低于正常时能使之升高。增液汤针剂和冲剂主要有增强免疫,提高机体适应性,抗炎,降低血管通透性,提高耐缺氧能力等作用。[13]

六、治疗干燥综合征

吴氏研究增液汤对 Th 细胞亚型在干燥综合征(SS)小鼠颌下腺表达的影响,探讨增液汤对 SS 的治疗机制。方法:采用 RT – PCR 法对SS 小鼠颌下腺中 Th 细胞因子的 mRNA 表达进行测定。结果:增液汤对IL – 6、IFN – γmRNA 的表达低于模型组,差异显著,有统计学意义($P < 0.01$)。结论:增液汤可能通过抑制细胞因子 IL – 6、IFN – γmRNA的基因转录抑制细胞因子蛋白合成及分泌,间接地抑制了 Th 细胞的分化增殖,从而缓解 SS 小鼠颌下腺淋巴细胞浸润。[14]

七、其他

王氏等探讨寒性方增液汤和热性方四逆汤对实验性心室重构的影响。方法:采用皮下注射异丙肾上腺素及腹主动脉不完全结扎法分别制备小鼠和大鼠心室重构模型、观察增液汤和四逆汤对心脏指数、血压、血管紧张素 Ⅱ(Ang Ⅱ)、醛固酮(ALD)、内皮素(ET)、羟脯氨酸(Hyp)的影响。结果:与正常对照组或假手术组比较,模型组心脏指数显著增加,血压升高,心肌组织 Ang Ⅱ、ET、Hyp 含量明显增加,血清 ALD 含量明显增加;增液汤能明显减少心脏指数,降低血压,减少Ang Ⅱ、ET、Hyp、ALD 含量;四逆汤除了对心肌组织 ET 含量有一定的降低作用外,对其他指标作用不明显。结论:寒性方增液汤抗心室重构作用显著,其作用机制与降低血压、抑制神经内分泌因子有关。热性方四逆汤无明显抗心室重构作用。[15]

苏氏等进行增液汤药理作用的研究,观察到增液汤具有抗炎、促进肠蠕动、增加唾液分泌作用。与增液汤能壮水制火,能补能润有关。现代药理研究表明,玄参中含玄参苷、生物碱、氨基酸、胡萝卜素等,具有解热、抗真菌作用;鲜地黄所含的梓醇具有利尿,缓和性泻下、抗炎、抗放射性损伤作用;麦冬中含有甾体皂苷,能作用于有炎症的唾液腺组织,起到消除炎症,恢复正常的分泌功能作用,并对唾液腺细胞具有激活作用，使分泌低下的唾液腺细胞的唾液分泌量增加。[16]

参考文献

[1] 张雯洁. 中药玄参的化学成分. 云南植物研究，1994，16（4）：407.

[2] 彭建农，彭腊珍. 玄参的现代研究进展. 中国民康医药，2009，21（12）：1432.

[3] 陈少英. 玄参叶的抗菌和毒性作用. 福建中医药，1986，17（4）：57.

[4] 倪正，蔡雪珠，黄一平. 玄参提取物对大鼠血液流变性、凝固性和纤溶活性的影响. 中国微循环，2004，03.

[5] 张发科，吕青涛，孙秀梅，等. 玄参炮制历史沿革的探析. 山东中医杂志，2007，26（5）：337 – 339.

[6] 郭萍，肖健. 麦冬炮制法的沿革与现状. 山西中医，2002，18（5）：7.

[7] 马伯艳，李冀，肖洪彬. 《温病条辨》增液汤治疗津亏液竭便秘的实验研究. 江苏中医药，2007，39（5）：57 – 58.

[8] 张宝钟. 增液汤治疗便秘50例疗效观察. 中医药信息，1987，（1）：26.

[9] 帕曲斯，吴建民，尹丽华，等. 不同地黄炮制品对增液汤的药效影响. 江苏药学与临床研究，2005，13（4）：21 – 23.

[10] 赵凤鸣，王明艳，吴海涛，等. 两首滋阴方药对环磷酰胺诱发的微核的抑制作用. 福建中医药，1998，29（4）：23.

[11] 王秋. 增液汤对阴虚热盛证家兔血液流变学的影响. 辽宁中医杂志，2001，28（12）：761 – 762.

[12] 卞慧敏，翟玉祥，杨进，等. 增液汤对营热阴伤证动物模型的作用. 中药药理与临床，2001，17（6）：8 – 10.

[13] 仝小林，王君，李宁，等. 增液汤对急性伤阴动物模型的细胞保护作用及其机理探讨. 中国中医基础医学杂志，2003，9（8）：45 – 47.

[14] 吴晓丹，孙丽英，周洪伟. 增液汤对干燥综合征模型小鼠颌下腺Th1样细胞因子IL – 2、IFN – γ及Th2样细胞因子IL – 4、IL – 6的影响. 中医药信息，2008，25（3）：34 – 36.

[15] 王樱，陈长勋，杜军，等. 增液汤和四逆汤抗心室重构的比较研究 中国实验方剂学杂志，2008，14（5）：58 – 62.

[16] 苏简单，王梦，钱红美. 增液汤的药理作用研究. 中医药研究，1995，4：49.